LES ACTUALITÉS MÉDICALES

Les États Neurasthéniques

LES ACTUALITÉS MÉDICALES

La Grippe, par le Dr L. Galliard, médecin de l'hôpital Saint-Antoine. 1 vol. in-16 carré, 100 pages avec 7 fig., cart. 1 fr. 50

Les États neurasthéniques, par le Dr Gilles de la Tourette, professeur agrégé à la Faculté de médecine, médecin de l'hôpital Saint-Antoine. 1 vol. in-16 carré, 92 pages, cart. 1 fr. 50

Formes et Traitement des myélites syphilitiques, par le Dr Gilles de la Tourette. 1 vol. in-16 carré, 92 p., cart.. 1 fr. 50

La Diphtérie, par le Dr H. Barbier, médecin des hôpitaux, et G. Ulmann. 1 vol. in-16 carré, 96 p. avec 7 fig., cart. 1 fr. 50

Les Glycosuries non diabétiques, par le Dr Rocque, professeur agrégé à la Faculté de Lyon, médecin des hôpitaux. 1 vol. in-16 carré, 96 pages, cart........................ 1 fr. 50

Psychologie de l'instinct sexuel, par le Dr Joanny Roux, médecin-adjoint (désigné) des Asiles d'Aliénés de Lyon. 1 vol. in-16 carré, 96 pages avec fig., cart................ 1 fr. 50

La Radiographie et la Radioscopie cliniques, par le Dr L.-R. Régnier, chef du laboratoire de radiographie de la Charité. 1 vol. in-16 carré, 96 pages et 11 fig., cart........ 1 fr. 50

Les Rayons de Rœntgen et le diagnostic de la Tuberculose, par le Dr A. Béclère, médecin de l'hôpital Saint-Antoine. 1 vol. in-16 carré, 96 pages et 9 fig., cart.......... 1 fr. 50

Le Tétanos, par le Dr J. Courmont, professeur agrégé à la Faculté de Lyon, et M. Doyon, professeur agrégé à la Faculté de Lyon. 1 vol. in-16, 96 pages et 4 fig., cart.......... 1 fr. 50

Les Régénérations d'organes, par le Dr P. Carnot, docteur ès sciences. 1 vol. in-16, 96 pages et 14 fig., cart... .. 1 fr. 50

Thérapeutique oculaire, *médications et opérations nouvelles*, par le Dr F. Terrien, chef de clinique ophtalmologique à la Faculté de Paris. 1 vol. in-16, 96 p. et 12 fig., cart.... 1 fr. 50

Les Auto-intoxications de la grossesse, par le Dr Bouffe de Saint-Blaise, accoucheur des Hôpitaux de Paris. 1 vol. in-16 carré, 96 pages, cart.......................... 1 fr. 50

Le Diabète, par le Dr R. Lépine, professeur à la Faculté de Lyon, médecin des Hôpitaux. 1 vol. in-16, 96 p., cart. 1 fr. 50

Le Rhume des Foins, par le Dr J. Garel, médecin des Hôpitaux de Lyon 1 vol. in-16 carré, 96 pages, cart...... 1 fr. 50

Diagnostic des Maladies de la Moelle (*siège des lésions*), par le Dr Grasset, professeur à la Faculté de Montpellier. 1 vol. in-16 carré, 96 [illegible] fig., cart.................. 1 fr. 50

Anatomie clinique des Centres nerveux, par le Dr Grasset. 1 vol. in-16 carré, 96 pages et fig., cart.......... 1 fr. 50

L'Appendicite, par le Dr Aug. Broca, professeur agrégé de la Faculté de médecine de Paris, chirurgien de l'hôpital Trousseau. 1 vol. in-16, 96 pages et 8 fig., cart......... 1 fr. 50

La Gastrostomie, par le Dr J. Braquehaye, professeur agrégé à la Faculté de Bordeaux, chirurgien de l'hôpital civil français de Tunis. 1 vol. in-16 carré, 96 pages et fig., cart.. 1 fr. 50

Cancer et Tuberculose, par le Dr H. Claude. 1 vol. in-16 de 96 pages et fig., cart.......................... 1 fr. 50

La Fatigue oculaire et le surmenage visuel, par le Dr L. Dor. 1 vol. in-16 carré, 96 pages, cart................ 1 fr. 50

Le Rhumatisme articulaire, par le Dr Triboulet, médecin des Hôpitaux de Paris, et A. Coyon. 1 vol. in-16, 96 pages et fig., cart....................................... 1 fr. 50

LES ACTUALITÉS MÉDICALES

Les États Neurasthéniques

FORMES CLINIQUES — DIAGNOSTIC — TRAITEMENT

PAR

GILLES DE LA TOURETTE

PROFESSEUR AGRÉGÉ A LA FACULTÉ DE MÉDECINE DE PARIS
MÉDECIN DE L'HOPITAL SAINT-ANTOINE
MÉDECIN EN CHEF DE L'EXPOSITION UNIVERSELLE DE 1900 ET DES TRAVAUX

Deuxième Édition, revue et augmentée

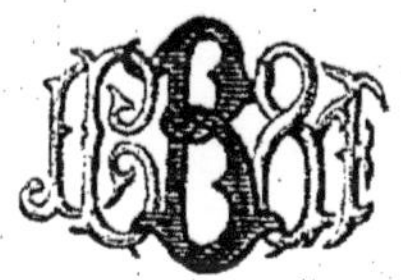

PARIS
LIBRAIRIE J.-B. BAILLIÈRE ET FILS
19, RUE HAUTEFEUILLE, 19

1900

AVANT-PROPOS

DE LA DEUXIÈME ÉDITION

L'accueil bienveillant qui a été fait à ces leçons sur les États neurasthéniques *m'engage à en publier une deuxième édition. Celle-ci, dans ses lignes générales, ne diffère pas sensiblement de la première, les travaux publiés depuis la fin de l'année* 1898 *ne m'ayant pas conduit à modifier ou à élargir ma description. Toutefois, en revoyant le texte, j'ai ajouté quelques considérations supplémentaires de thérapeutique, dont la mise en œuvre répétée m'avait démontré l'utilité.*

Directeur depuis trois ans du service médical de l'Exposition universelle de 1900, *j'ai pu me faire, au contact journalier des ouvriers qui peuplent ces vastes chantiers, une idée pratique sur l'hystéro-traumatisme, question à laquelle j'avais déjà consacré des études antérieures. L'application de la récente loi sur les accidents donne à ces faits, d'une interprétation souvent difficile, une réelle importance. Je livre mes impressions à mes confrères qui, j'en suis sûr, me sauront gré de l'avoir fait en toute sincérité.*

G. T.

Paris, 19 janvier 1900.

LES
ÉTATS NEURASTHÉNIQUES

I. — L'ÉTAT NEURASTHÉNIQUE EN GÉNÉRAL

Nous allons aborder l'étude d'une question toute d'actualité, celle de la *neurasthénie*, dont vous entendez si souvent parler, de cette nouvelle venue dans le vieux cadre nosologique, de cette maladie dont le nom, de plus en plus compréhensif, sert trop souvent à masquer des erreurs de diagnostic.

J'ai parlé de maladie, mais je ne sais véritablement si ce terme n'est pas impropre dans l'espèce. La neurasthénie, prise dans son acception la plus générale, n'est pas en effet une entité morbide ; c'est un état ou mieux une réunion d'états qu'il faut savoir différencier les uns des autres, si l'on veut s'éviter des mécomptes au point de vue du pronostic qui, en bonne médecine, doit primer toutes les autres considérations. C'est ainsi qu'entre l'*état neurasthénique vrai* et celui qu'avec Charcot, je qualifierai de *neurasthénie à forme héréditaire*, de *neurasthénie constitutionnelle*, il existe des différences si considérables en ce qui regarde l'évolution, par exemple, qu'il importe d'attribuer à chacun d'eux une signification nosologique particulière, et cela, malgré la commune expression symptomatique qui les réunit en apparence et pousse à les confondre dans une même description. Cela tient à ce que le cerveau n'a à sa disposition, pour traduire sa souffrance, qu'un certain nombre de modes réactionnels toujours les mêmes. C'est l'agencement de ces réactions, leur mise en œuvre étiologique et surtout leur évolution, dominée par cette étiologie même, qui différencient ces divers états morbides et permettent au clinicien de ne pas s'égarer, de porter un diagnostic et un pronostic différents alors que, je le répète, l'expression symptomatique tend à les identifier. C'est pourquoi la question de la neurasthénie est, à mon avis, beaucoup moins simple qu'elle ne le paraît peut-être au premier abord. Pour résoudre ce problème gros de conséquences, le médecin doit faire appel à son observation la plus attentive. Aussi vous ne trouverez pas oiseux, je l'espère, les développements dans lesquels je vais entrer à propos des états neurasthéniques ; leur complexité même en rend l'étude singulièrement attrayante.

Aperçu historique. — Avant de vous tracer une description d'ensemble, je crois indispensable d'entrer dans quelques détails au point de vue historique.

La neurasthénie est née, au moins en partie, des recherches de Beard (de New-York), qui créa le mot, s'il n'inventa pas la chose. Son premier travail, publié dans le *Boston medical and surgical Journal* du 29 août 1869, passa presque complètement inaperçu. Son mémoire fondamental est d'ailleurs bien postérieur; lu devant l'Académie de Médecine de New-York, le 4 août 1878, il parut dans le *New-York medical Journal*, au mois de mars 1879. C'est celui qu'il a développé dans son livre *Neurasthenia* (nervous exhaustion) dont la deuxième édition vit le jour en 1890. Ultérieurement, Beard publia, sur la *neurasthénie sexuelle*, un ouvrage qui eut les honneurs d'une traduction française. A mon avis, la science gagna peu à cette dernière publication, et c'est encore au mémoire présenté à l'Académie de Médecine qu'il faut vous reporter si vous désirez éviter de confondre entre eux les états nerveux les plus différents réunis par l'auteur sous le même vocable de neurasthénie.

Dans ses diverses publications, Beard tient à peine compte des travaux de ses devanciers, en particulier de ceux émanés des auteurs français : Bouchut, Sandras et Bourguignon, Brachet, etc., il eût pu s'y documenter sur l'affection qu'il allait décrire. Toutefois il est juste d'ajouter qu'il se fait de la neurasthénie une conception toute particulière, qui ne devait guère le pousser à compulser les auteurs de l'ancien continent. C'est la maladie du Nouveau-Monde, elle est spéciale aux Américains du Nord; on la rencontre à peine en Europe, si ce n'est en Allemagne et en France, assertions aventureuses que les faits devaient bientôt contredire. Du reste, la description de Beard, je le répète, est beaucoup trop compréhensive et vous pourrez lire, dans sa *Neurasthénie sexuelle*, que la maladie à laquelle il a donné son nom englobe en un seul tout l'hypocondrie, l'*hystérie*, la perversion sexuelle, etc., opinion qui reste toute personnelle à son auteur, je n'ai pas besoin de vous le dire.

C'est pourquoi, si vous lisez les ouvrages de Beard, vous vous ferez de la neurasthénie une idée toute différente de celle que je vais vous proposer d'admettre, en même temps que vous risquerez fort de vous égarer au milieu du dédale de ses descriptions.

Beard, quoi qu'il en soit, ne reste pas moins le promoteur de la neurasthénie ; mais, dans la mise au point ultérieure de cet état nerveux, il a été singulièrement aidé par divers auteurs, au premier rang desquels il faut placer Erb et Arndt, en Allemagne ; en Amérique, Weir Mitchell ; en Angleterre, Playfair ; et en France, sans oublier Axenfeld et Huchard, mon regretté maître Charcot, qui a fait de la neurasthénie la base d'un enseignement dont je m'inspirerai surtout dans cette leçon. Ses idées se sont diffusées : vous les trouverez éparses çà et là dans les monographies de Bouveret, Mathieu, Levillain, dans les mémoires de Pitres, Grasset, Rauzier, etc. J'arrête ici ces citations, craignant de me laisser déborder par leur nombre, car on a certainement plus écrit sur la neurasthénie, au cours de ces dix dernières années, que sur l'épilepsie ou l'hystérie, par exemple, dans le siècle qui vient de s'écouler. Et il n'est pas, je vous l'assure, toujours facile de s'y reconnaître au milieu de cet édifice souvent chaotique, d'autant que la théorie s'en est mêlée, que les doctrines se sont entre-choquées, nuisant, comme il est de règle en pareilles matières, à la saine interprétation des faits.

ÉTIOLOGIE ET DESCRIPTION GÉNÉRALE

La neurasthénie est une affection courante que vous observerez à l'hôpital, soit à l'état pur, soit le plus souvent associée à d'autres états morbides qui en masqueront fréquemment la physionomie. C'est surtout dans la clientèle de ville que vous la rencontrerez sous ses divers aspects, parmi les sujets qui travaillent plus de l'esprit que du corps, bien que tous les milieux sociaux soient tributaires de la forme dite héréditaire ou constitutionnelle. Vous l'observerez chez les adultes, hommes et femmes, chez certains adolescents; elle est inconnue dans l'enfance, au moins en ce qui regarde l'état neurasthénique vrai, qui d'ailleurs est beaucoup plus rare que l'état constitutionnel. Tout ce qui tend à déprimer le moral et le physique est susceptible de la faire naître; mais à côté de cas où la cause génératrice n'est pas douteuse, vous la verrez surgir spontanément, au moins en apparence, et ce ne sera pas votre moindre étonnement que d'avoir à rapprocher les uns des autres des faits dont la genèse vous apparaîtra si dissemblable.

Aussi j'estime que pour introduire quelque clarté dans le sujet, il vaut mieux commencer par vous donner une description générale de l'état neurasthénique, quitte à y faire plus tard des coupes et des réserves pour la différenciation desquelles une étude étiologique complémentaire nous sera d'un précieux secours.

Cette description, vous le prévoyez déjà, est difficile à tracer; elle l'était surtout avant que Charcot, guidé par sa méthode des types, eût fait pour la neurasthénie, dans les *Leçons du Mardi*, ce qu'il avait fait pour l'hystérie en particulier.

Les stigmates neurasthéniques. — Charcot a extrait de ce complexus symptomatique un certain nombre de signes de premier ordre qu'il a appelé *stigmates*. Leur connaissance est indispensable, vu qu'ils se retrouvent toujours plus ou moins associés et groupés dans tous les états dits neurasthéniques.

Ces stigmates sont d'*ordre psychique* et d'*ordre physique*, surtout psychique, et de ce fait ils sont beaucoup plus souvent *subjectifs* qu'*objectifs*, ce qui ne laisse pas, vous le comprenez, de rendre leur observation et leur interprétation difficiles. A ce propos, je dois vous dire que si tous les neurasthéniques, quels qu'ils soient, ont entre eux un air de famille qui permet le plus souvent de les ranger sous la même bannière, de les faire entrer dans un même groupe pathologique, chacun d'eux n'en imprime pas moins d'ordinaire à sa maladie une individualité particulière. C'est une chose qu'il faut bien savoir, sous peine de commettre des erreurs d'interprétation.

Un des stigmates les plus fréquemment observés n'est autre que la *céphalée*. Dans sa thèse inaugurale, Lafosse l'a signalée 41 fois chez 45 malades : c'est dire qu'elle fait rarement défaut. Toutefois, il faut considérer qu'elle peut être atténuée ou, au contraire, revêtir une intensité qui dominera la scène morbide et servira parfois à qualifier la forme clinique de l'état neurasthénique.

Elle consiste en une douleur qui apparaît le matin au réveil ou mieux au lever, pour cesser, ou au moins s'accoiser considérablement pendant la nuit, ce qui a son importance. Elle est sourde, contusive, revêtant parfois le caractère d'élancements et de véritables paroxysmes. A l'instar des autres stigmates, je puis vous le dire dès maintenant, elle s'atténue généralement pendant les repas, au moment où l'alimentation a lieu, mais elle revient avec une grande intensité pendant le travail de la digestion. Alors elle s'exalte, s'accompagne de poussées de chaleur au visage, d'un sentiment de plénitude générale, d'un malaise très pénible. Puis elle se calme vers la fin de l'après-midi pour reparaître après le repas du soir, s'atténuer dans la soirée et généralement disparaître pendant la nuit. Toutefois il est des malades qu'elle n'abandonne pour ainsi dire jamais; chez tous, la douleur de tête est fatigante, obsédante et s'accompagne d'un *état mental* que j'aurai à vous décrire.

Elle affecte deux sièges de prédilection. Tantôt elle est bitemporale, enserrant la tête comme dans un étau; tantôt, et le plus souvent peut-être, c'est à la région occipitale qu'elle prédomine, embrassant la région postérieure du crâne à la façon du casque de la Minerve, d'où le nom de *galeati* que donnait Charcot à ces malades. Il s'y ajoute fréquemment alors des craquements au niveau de la nuque. Ces craquements sont-ils réels ou purement subjectifs? Beaucoup de malades croient les entendre; ils vous engageront à appliquer la main *in situ*, afin de vous les faire percevoir. Quelquefois vous les sentirez mieux que vous ne les entendrez véritablement, mais le plus souvent vous devrez vous en tenir à leur affirmation. Il faut toutefois que les lésions articulaires dont ils devraient dépendre en bonne logique soient bien peu marquées, puisque les craquements disparaissent généralement à mesure que l'état mental s'améliore. Or, ce n'est guère le fait d'une arthrite chronique d'entrer ainsi en résolution sous une telle influence, d'autant que jamais vous n'observerez de gonflement local permettant de les attribuer à une arthrite aiguë. Retenez donc simplement l'existence de ce phénomène sans trop chercher à l'interpréter, vous risqueriez encore une fois de vous égarer dans ces théories qui ont fait tant de tort à la connaissance clinique des états neurasthéniques.

Au lieu de ce demi-casque qui enserre la nuque et s'étend parfois jusque sur les épaules à la façon d'une chape, au lieu de l'étau bitemporal, il se pourra que la tête tout entière soit envahie par la douleur. Les sujets accusent alors les sensations douloureuses les plus variées et les traduisent avec une richesse d'expressions qui revêtent un caractère tout individuel. Aux uns, il semble que le crâne soit trop petit pour son contenu ; d'autres affirment que leur cerveau bouillonne, fermente, pour ainsi dire. Ils vous feront placer la main sur leur front pour que vous perceviez la sensation de chaleur intense qu'ils y éprouvent. Rien n'est plus varié, je le répète, que ces sensations douloureuses ; elles n'ont d'égale que la prolixité avec laquelle les patients les expriment.

Je vous ai dit que la douleur de tête cessait ou au moins s'atténuait dans la majorité des cas lorsque le sujet se mettait au lit. Il ne s'ensuit pas que le *sommeil* des neurasthéniques soit des meilleurs ; bien au contraire, l'*insomnie* est un de leurs plus fréquents apanages. Elle se présente généralement sous deux formes.

Après le repas du soir, les neurasthéniques sont pris d'une grande lassitude, d'un besoin de dormir qui les porte à se coucher tôt. Aussitôt au lit, ils s'endorment d'un sommeil de plomb, le plus souvent sans rêves ni cauchemars, à l'inverse, par exemple, de ce qui existe dans l'hystérie. Mais ce sommeil dure rarement plus de deux à trois heures. Ils se réveillent vers minuit ou une heure du matin, s'ils s'étaient couchés vers dix heures, et alors commence une période d'insomnie des plus pénibles. Si la douleur de tête a disparu ou au moins reste très atténuée, ils n'en demeurent pas moins en proie à mille sensations, toutes plus pénibles les unes que les autres. Ils s'agitent, se retournent dans leur lit, ont des inquiétudes dans les membres inférieurs, des élancements douloureux, des sensations de picotements, de piqûres, de démangeaisons généralisées. Enfin surviennent presque toujours des engourdissements qui les inquiètent fort. S'ils s'endorment quelques instants, le membre supérieur tant soit peu replié sous le tronc, par exemple, ils se réveillent avec le bras tout engourdi, paralysé, mort pour ainsi dire. Au bout de quelques instants, ces phénomènes disparaissent, mais cette sensation, qui se renouvelle, d'un membre paralysé les trouble singulièrement et les pousse à prendre dans leur lit des positions bizarres qui contribuent encore à rendre leur sommeil difficile. Beaucoup d'entre eux, au moment du passage de la veille au sommeil, ressentent dans les membres inférieurs des secousses soudaines qui, si elles n'appartiennent pas en propre à l'état neurasthénique, le compliquent au moins très fréquemment. D'autres éprouvent pendant la nuit des sensations de vide au creux épigastrique, des gargouillements dans les intestins, surtout marqués vers le matin, phénomènes généralement calmés par un régime alimentaire spécial, ainsi que je vous le dirai en parlant du traitement. Enfin, pendant la nuit, les mictions sont fréquentes, plus ou moins abondantes, sans que l'analyse des urines puisse permettre de rapporter cette pollakiurie au mal de Bright.

Le sommeil, dans ces conditions, fait donc presque totalement défaut : il ne reparaît que le matin, pour quelques heures, sous forme d'une torpeur rappelant celle qui a suivi le repas. Aussi, lorsque le sujet se lève, est-il brisé, courbaturé, plus fatigué que la veille, au moment du coucher; d'où il résulte que, dans la neurasthénie, le sommeil — c'est là un fait d'observation constante — n'est en aucune façon réparateur et que l'insomnie, lorsqu'elle a été accentuée, influence toujours défavorablement la journée du lendemain.

L'insomnie peut revêtir, je vous l'ai dit, une autre forme qui diffère un peu de la précédente. Sous l'influence du besoin impérieux de dormir qui suit le repas du soir, les malades se couchent, mais une fois au lit le sommeil qui semblait devoir survenir aussitôt ne se montre pas, et la nuit presque entière se passe dans l'état d'agitation que je vous ai décrit. Ces malades, avertis de ce qui les attend, retardent bientôt autant que possible le moment de se mettre au lit et ce n'est que brisés de fatigue qu'ils consentent à se coucher. Cette forme est encore plus fâcheuse que la précédente et accompagne en particulier certains états neurasthéniques graves où le sommeil fait pour ainsi dire complètement défaut.

Vous comprendrez facilement qu'après une telle nuit le neurasthénique ne soit pas très dispos pour le travail ; d'autant qu'au moment où il met le pied à terre, la céphalée ne manque pas de reparaître si elle avait cessé ou de s'exagérer considérablement si elle s'était simplement atténuée. D'ailleurs avec elle se montre un autre stigmate : le *vertige*, qui contribue singulièrement à élargir le champ de la scène morbide.

Le *vertige neurasthénique*, phénomène très fréquent lui aussi, présente des caractères particuliers que vous devez bien connaître. Ce n'est pas, comme dans la maladie de Ménière, un trouble véritable de l'équilibre qui renverse le malade sur le sol, mais bien plutôt une sensation de vide cérébral, de translation s'accompagnant d'une faiblesse des membres inférieurs qui tendent à se dérober sous le poids du corps. Un voile s'étend devant les yeux, tout est gris, tout est terne ; il existe dans le champ visuel des taches noires, des mouches volantes, les objets rapprochés ou éloignés se confondent dans un même plan ; ces derniers phénomènes sont en rapport avec une asthénopie accommodative des plus marquées qui paraît bien favoriser l'existence de cet état vertigineux. En dehors de l'asthénopie, l'examen de l'œil ne révèle rien de particulier, si ce n'est que les pupilles, toujours égales, sont généralement dilatées, un peu paresseuses à la lumière. La rétine a sa couleur et ses contours normaux ; rien en un mot, cela a son importance, ne permet, de ce côté, de penser à une affection organique des centres nerveux.

Cet état vertigineux ne manque pas de s'exagérer lorsque les malades veulent sortir et vaquer à leurs occupations. Il les pousse à raser les murailles, à suivre les maisons, il les porte à fuir la traversée des grandes places. Il faut bien le différencier toutefois des angoisses de l'agoraphobie, laquelle n'appartient pas à la neurasthénie vraie, mais bien aux états héréditaires ou constitutionnels.

Le vertige, je vous l'ai dit, se montre surtout le matin au réveil ; comme presque tous les autres symptômes fondamentaux ou stigmates, il se calme avec l'alimentation pour reparaître dans l'intervalle des repas. Il disparaît généralement dans la soirée et n'existe plus pendant le repos au lit.

Les cérébrasthéniques et les myélasthéniques. — Les sensations douloureuses dont je vous ai parlé ne sont pas les seules qu'éprouvent les neurasthéniques. Au type dans lequel prédomine la céphalée, il faut opposer, car les différences sont souvent bien tranchées en clinique, celui où une douleur de même ordre se localise particulièrement sur la colonne vertébrale. A côté des *cérébrasthéniques*, il faut placer les *myélasthéniques*. Chez ces derniers, il existe au niveau de la région lombaire, à son union avec la portion sacrée, une sensation des plus pénibles, sorte de courbature qui peut se limiter à cet endroit, mais s'étendre parfois aussi sur les fesses, irradiant jusque sur la partie supérieure d[illegible] membres inférieurs, comme la céphalée pèse [illegible] les épaules. Ces malades indiquent nettement avec la main la localisation de leur douleur, mais à ce niveau la peau n'est le siège d'aucun trouble objectif de sensibilité ; tout au plus les apophyses épineuses présentent-elles parfois une légère hyperesthésie à la pression. Souvent, dans ces cas, on note dans les membres inférieurs des sensations toutes particulières de faiblesse et d'engourdissement qui, ainsi que Pitres en a rapporté des exemples, peuvent aller jusqu'à simuler la paraplégie, et pourtant les sphincters fonctionnent d'une façon satisfaisante, les réflexes rotuliens sont normaux, égaux des deux côtés, bien que toutefois leur exagération soit fréquente dans les états neurasthéniques.

Si, chez les premiers sujets où prédominait la céphalée, on pouvait penser à une maladie organique de l'encéphale, chez les seconds, l'idée d'une affection médullaire ne tarde pas à venir à l'esprit, d'autant que le tronc, l'abdomen, les membres supérieurs ou inférieurs sont fréquemment le siège de sensations douloureuses à localisations variées, susceptibles encore d'en imposer dans le même sens.

Les stigmates viscéraux. — A ces troubles dans le domaine de la sensibilité générale, se joignent des perturbations de divers ordres du côté des *viscères* ou mieux des *grandes fonctions viscérales* de l'économie.

Je note en premier lieu les troubles des *fonctions digestives*. Il est rare, en effet, que le neurasthénique n'ait pas à un moment quelconque souffert peu ou prou de l'estomac ou de l'intestin. Sur ces troubles mêmes se sont échafaudées des théories que je crois inutile de vous faire connaître : j'aime mieux insister sur l'aspect clinique qu'ils offrent habituellement.

Dans cet ordre d'idées, ce qui prédomine d'ordinaire chez le neurasthénique, c'est la lenteur et la difficulté de la digestion. Le matin, avant son lever, il ressent au niveau du creux épigastrique des tiraillements douloureux, il éprouve dans le ventre des tranchées et des gargouillements qui s'entendent à distance. Lorsqu'il se lève, la langue est un peu sale, la bouche pâteuse, l'appétit languissant. Cependant l'alimentation va calmer ces sensations douloureuses ; de même, bien comprise, elle amène toujours une sédation marquée dans l'état général.

De ce fait, le petit déjeuner du matin, ordinairement bien toléré à cause de sa facile digestibilité, procure du soulagement. Il est même nécessaire que le second repas ne tarde pas trop ;

sans cela les tiraillements au creux de l'estomac reparaissent, les bâillements se montrent, une sensation de faiblesse envahit tout l'individu.

Le neurasthénique, en effet, est un épuisé qui a sans cesse besoin de réparer ses forces et pour cela de s'alimenter. C'est pourquoi chez lui l'appétit est généralement remplacé par une sensation de besoin qui doit être vite satisfaite. Il doit donc manger souvent, mais peu à la fois, puisqu'il lui faudra, comme tout autre, digérer les aliments qu'il aura pris, que ses fonctions digestives sont particulièrement laborieuses et s'effectuent toujours au détriment de l'état général. Aussi, chez les malades dont l'estomac est resté relativement bon, et j'ajoute, le sommeil demeuré suffisant, le pronostic sera-t-il presque toujours favorable.

On comprend dès lors que ce soit surtout après le repas de midi, après le grand repas, celui où les aliments ont été absorbés en quantité relativement considérable, que se montrent les troubles dyspeptiques si fréquents chez les neurasthéniques. Le soulagement, le bien-être habituellement causé par l'alimentation est à ce moment de courte durée. Presque au sortir de ce repas, en réalité toujours trop copieux pour la puissance digestive de leur estomac, les malades sont envahis par un sentiment de réplétion générale, de lourdeur tant physique que morale qui les pousse à dormir. L'épigastre devient douloureux, le ventre est légèrement ballonné; parfois surviennent des régurgitations acides; il existe, en un mot, tous les signes de la dyspepsie nervo-motrice. Dans l'intervalle des deux principaux repas, il n'est pas rare de constater un certain degré de dilatation qui, si l'on examine les viscères abdominaux avec attention, ne siège pas uniquement sur l'estomac, mais intéresse aussi l'anse du côlon et le cæcum. Ces phénomènes liés à l'atonie générale des fonctions viscérales avaient pu faire penser que l'état neurasthénique lui-même était sous la dépendance directe d'une dilatation de l'estomac, de fermentations intestinales, que la maladie prenait sa source dans une auto-intoxication de l'individu. A notre avis, dilatation et fermentations sont secondaires; elles peuvent d'ailleurs manquer, et s'il est indéniable cependant que les troubles digestifs existent dans un grand nombre de cas, il ne faut pas pour cela les placer au premier plan et leur attribuer l'importance pathogénique qu'ils ne possèdent pas en réalité.

La preuve encore de ce que nous avançons est qu'il nous est arrivé, chez nombre de neurasthéniques, de négliger complètement le côté gastrique, en nous bornant à prescrire un régime à la fois simple et substantiel et de voir ces troubles s'amender et disparaître à mesure que l'état nerveux général sur lequel nous faisions porter tous les efforts de la thérapeutique redevenait meilleur. Dans la neurasthénie, à moins d'associations morbides, il n'y a pas de maladie gastrique ou intestinale à proprement parler : l'estomac et l'intestin, nous le répétons, participent à la dépression, à l'asthénie générale de toutes les fonctions, et rien de plus.

Après quelques heures ainsi passées dans les malaises d'une digestion laborieuse, le neurasthénique éprouve du soulagement ; il se sent mieux au physique et au moral, car l'absorption des matériaux introduits dans le tube digestif a remonté momentanément ses forces, mais la di-

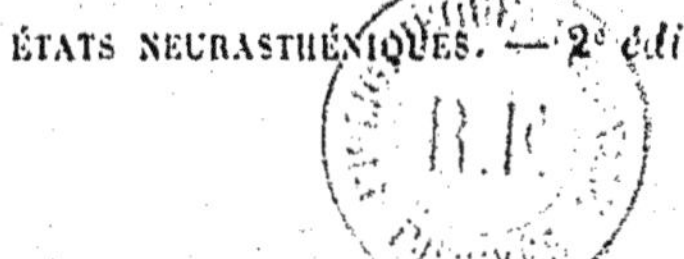

gestion est à peine terminée que le besoin d'alimentation se fait à nouveau sentir. Il se trouve de ce fait dans la situation pénible d'un individu qui doit sans cesse s'alimenter et éprouve la plus grande peine à digérer les aliments une fois qu'ils ont été ingérés. Le goûter de cinq heures, toujours peu copieux, de même que le petit repas du matin, le soulagent véritablement, et le meilleur moment de la journée est généralement pour lui celui qui précède le dîner, qu'il retarde d'ailleurs toujours volontiers. Il le redoute, parce qu'il sait que, sous l'influence des lenteurs de la digestion, surviendra ce besoin de dormir avec poussées de chaleur au visage qui le forcera à se mettre de bonne heure au lit, où il connaîtra bientôt l'insomnie. Pendant la nuit, il éprouvera encore le besoin de réparer ses forces, et le meilleur moyen de procurer du sommeil aux neurasthéniques qui en manquent si souvent consiste simplement peut-être à leur faire absorber, sans quitter leur lit, des aliments de facile assimilation. La dyspepsie des neurasthéniques est donc, vous le voyez, d'une nature toute spéciale, d'origine dynamique et non organique. Chez ces malades, le système nerveux fait sans cesse appel à l'estomac, à l'alimentation pour se procurer les forces dont il manque, mais son aide indispensable fait défaut au bon accomplissement des fonctions digestives; d'où la nécessité, je ne saurais trop y insister, de traiter directement l'état nerveux lui-même pour assurer le bon fonctionnement de l'estomac.

Les perturbations digestives ont naturellement leur contre-coup sur les *fonctions intestinales*. Je vous ai parlé des borborygmes, des flatulences qui troublent le sommeil des neurasthéniques et s'accentuent, en particulier le matin avant le lever. Ces phénomènes s'accompagnent toujours d'une irrégularité dans les garde-robes. Souvent on note une constipation parfois opiniâtre, mais plus souvent encore celle-ci alterne avec de la diarrhée. Les aliments sont insuffisamment digérés, les selles très odorantes, parfois décolorées ou au contraire très bilieuses, en coïncidence avec des alternatives d'acholie et d'hypercholie, le foie participant à ces irrégularités fonctionnelles. Enfin il est fréquent d'observer chez ces malades les manifestations toujours si tenaces de l'*entérite muco-membraneuse*.

J'insiste sur cette entérite qui, si elle n'appartient pas en propre à la neurasthénie, en complique souvent et très désagréablement l'ensemble symptomatique. Quand chez ces malades vous verrez après une période de constipation survenir un tympanisme douloureux s'accompagnant parfois de poussées fébriles, vous devrez examiner les selles généralement alors diarrhéiques, vous les trouverez glaireuses ou encore sanglantes, entremêlées de fausses membranes.

En coïncidence avec l'entérite, parfois aussi isolée, vous pourrez observer chez certaines femmes neurasthéniques des douleurs utérines particulièrement marquées à la période des règles et qui sont également liées à la production et à l'expulsion de fausses membranes réalisant l'ensemble clinique de la *dysménorrhée membraneuse*.

On comprend que l'*état général* se ressente de ces troubles dans la digestion et l'absorption des matières alimentaires ; la nutrition devient languissante, parfois l'embonpoint est conservé, mais le plus souvent on voit se manifester un amaigrissement réel, même considérable ; les traits sont tirés, le facies terreux, la force dynamométrique diminuée, ces phénomènes étant toujours en corrélation marquée avec l'état nerveux général qui les tient sous sa dépendance.

Les *fonctions urinaires* participent à ces perturbations. Par moment les urines, claires, limpides, véritables urines nerveuses, sont abondamment excrétées, mais dans les intervalles variables de cette polyurie, le liquide urinaire est peu abondant, chargé, riche en couleur. Le taux de l'urée est généralement faible, bien qu'il se fasse aussi de véritables décharges azotées; par contre, il existe presque constamment une phosphaturie très marquée qui indique une élimination exagérée des éléments dont le système nerveux a besoin pour assurer son fonctionnement régulier. En dehors de ces particularités, dans les cas non compliqués, il n'existe ni sucre ni albumine dans les urines.

Le *cœur* s'associe à ce déséquilibre général de toutes les fonctions de la vie organique. La pression artérielle est presque toujours faible chez les neurasthéniques; au moins elle se déprime facilement et s'exagère de même, elle se trouble, en un mot, sous l'influence des causes les plus banales en apparence. Alors qu'elle s'était déprimée dans l'intervalle des repas, sous l'influence de la digestion, elle s'exagère considérablement et cette exagération se traduit par des bouffées de chaleur au visage, des battements des artères céphaliques qui font des neurasthéniques de faux congestifs; il existe des frissons erratiques, les pieds sont habituellement froids et se réchauffent difficilement.

En outre de cet état habituel, il survient, fréquemment, du côté de l'organe central de la circulation, sous forme de paroxysmes, des troubles douloureux qui ne manquent pas, lorsqu'ils existent, d'inquiéter singulièrement les malades et leur entourage : je veux parler de phénomènes qui simulent parfois à s'y méprendre l'ensemble clinique de l'angine de poitrine la mieux caractérisée.

L'*angor pectoris* des neurasthéniques est des plus réelles et, bien que d'essence dynamique, revêt souvent, j'y insiste à dessein, les allures des troubles cardiaques d'origine organique. Rien ne manque au tableau : ni l'angoisse précordiale, ni les irradiations douloureuses dans le bras gauche ; la poitrine semble serrée dans un étau. Mais à l'inverse de ce qui existe dans l'angine vraie, le pouls, au lieu d'être petit, misérable, voire intermittent, est au contraire ample, plein et régulier ; les battements du cœur sont forts, violents, bien frappés, les palpitations en quelque sorte régulières. Parfois la peau de la région précordiale est le siège d'une sensibilité exquise, le simple contact des vêtements est mal toléré. Il faut se méfier dans ces cas de l'association fréquente de la neurasthénie avec l'hystérie.

Ces accès douloureux, malgré leur aspect terrifiant, ne présentent en réalité aucun danger, mais, je le répète, il faut bien avoir appris à les connaître, car ils inquiètent considérablement les malades et contribuent à exagérer leur état nerveux.

Les *fonctions génitales* des neurasthéniques se ressentent, elles aussi, de la dépression générale de l'organisme. Le coït peut encore s'accomplir, mais presque toujours il est suivi d'un sentiment de fatigue extrême, de l'exagération douloureuse de la plaque sacrée, lorsqu'elle existe ; aussi ces sensations conduisent-elles assez rapidement ces malades à l'inappétence sexuelle. Parfois encore les neurasthéniques sont tourmentés par des érections nocturnes très tenaces et très fatigantes auxquelles le coït ne remédie en aucune façon. Ces érections s'accompagnent de pollutions qui s'ajoutent à la faiblesse générale, en l'exagérant. Ou bien le coït est incomplet, trop rapide, l'éjaculation suivant presque aussitôt l'érection. Dans ces cas, si l'examen du sujet était incomplet, on pourrait penser à une affection organique de la moelle épinière. Chez d'autres enfin, chaque défécation est suivie de l'écoulement par l'urètre d'un liquide filant dans lequel l'examen microscopique permet de reconnaître, mêlés à quelques spermatozoïdes, les éléments de la sécrétion prostatique. Cette spermatorrhée, assez fréquente, liée tant à la réplétion des vésicules séminales chez les continents et à l'expulsion mécanique de leur contenu par le bol fécal qu'à un certain degré d'atonie des vésicules elles-mêmes, est souvent l'origine de préoccupations hypocondriaques. Elle contribue, dans certains cas, à la constitution de cette forme morbide particulière décrite sous le nom de *neurasthénie sexuelle* et qui appartient bien plus à la vésanie, à l'aliénation mentale qu'à l'état neurasthénique proprement dit.

Je terminerai cette longue nomenclature des symptômes physiques, en vous indiquant le *tremblement*, un des rares phénomènes objectifs chez les neurasthéniques. Fréquemment observé, il est menu, vibratoire, à petites oscillations et presque toujours généralisé, affectant à la fois les membres supérieurs et inférieurs. La langue échappe rarement à ses vibrations, qui gagnent parfois les lèvres et déterminent alors de légers troubles de l'articulation des mots dont on devra tenir compte dans le diagnostic toujours difficile de la neurasthénie avec la paralysie générale au début.

État des fonctions cérébrales. — La débilité, l'épuisement qu'on observe à des degrés divers mais d'une façon constante dans les fonctions organiques, se retrouvent exaltés encore, si possible, dans les fonctions cérébrales des neurasthéniques.

Leur *état mental*, très important à connaître — car la maladie est au fond d'origine essentiellement psychique — se juge donc, dans son ensemble, par une dépression générale des facultés psychiques, avec ce caractère qu'aucune d'elles n'est à proprement parler ni pervertie ni annihilée, au moins en ce qui regarde la neurasthénie vraie que j'envisage seule en ce moment.

L'activité cérébrale dans la neurasthénie se trouve considérablement entravée, plus encore que diminuée : toute occupation intellectuelle devient un lourd fardeau ; par exemple, il coûte extrêmement aux malades de prendre une décision. Mais s'il existe réellement une dépression générale des facultés mentales, l'analyse de celles-ci ne révèle pas moins qu'aucune d'elles n'est abolie : la mémoire, quoique paresseuse, est intacte, le jugement dans son ensemble reste sain. S'il veut faire un effort, le neurasthénique est capable, au moins pour un instant, de recouvrer sans lacunes la plénitude de ses fonctions intellectuelles. A l'inverse du mélancolique qui puise sa tristesse et son abattement dans les interprétations délirantes, véritables perversions mentales, ou du paralytique général qui ne jouit plus de son propre contrôle, le neurasthénique se rend un compte exact de son état mental, de la dépression psychique dans laquelle il se trouve. Il s'en rend compte et il s'en afflige, et c'est même cette conscience exagérée de son état qui le plonge dans la tristesse. Mais, je le répète, le raisonnement reste juste, les préoccupations sont en réalité légitimes, contrairement à ce qui existe dans les affections dont je viens de vous parler et, je puis le dire immédiatement, dans les états qualifiés d'héréditaires ou de constitutionnels où les perversions idéatrices forment le fond de l'état mental.

De tout cela il ne résulte pas moins un trouble profond dans la vie intellectuelle. Les conceptions restent nettes, mais alors que le passage de la conception à son exécution chez l'individu normal se fait d'ordinaire sans trop de peine, chez le neurasthénique, il ne peut s'exécuter sans effort. Et cet effort qu'il doit fournir à chaque instant, le malade se sent dans la presque impossibilité de l'entreprendre. Alors, ou bien il s'abandonne complètement à sa dépression mentale, restreignant autant que possible et volontairement son champ d'activité psychique, devenant indifférent, au moins en apparence, et apathique; ou bien il s'angoisse, l'effort toujours très pénible qu'il doit donner restant disproportionné avec l'incitation qui l'a fait naître et surtout avec le résultat qu'il sait devoir en obtenir.

On conçoit pratiquement où conduit un tel état d'esprit, non seulement à l'exclusion de toute initiative, mais encore à l'abandon presque forcé des occupations habituelles lorsque celles-ci, ainsi qu'il arrive très fréquemment chez ces sujets, sont d'ordre intellectuel.

Cette interprétation de l'état mental des neurasthéniques nous conduit encore à la thérapeutique rationnelle à mettre en œuvre pour faire disparaître la dépression, l'épuisement qui en sont la base; j'aurai soin de me guider sur ces indications lorsque nous étudierons le traitement.

Variétés de formes. — L'état mental que je viens d'analyser est surtout l'apanage des sujets qualifiés spécialement de *cérébrasthéniques*, chez lesquels le mal, avec son cortège habituel de céphalée, de vertiges, de troubles viscéraux, semble particulièrement porter son action dans le domaine psychique ou mieux céphalique. Il ne s'observe pas moins, mais plus atténué, chez les *myélasthéniques*, les réactions médullaires, à l'encontre des réactions cérébrales, dominant ici la scène morbide. Ces deux variétés d'un même mal méritent cependant d'être conservées et distinguées en clinique, car elles peuvent, je vous l'ai dit, prêter à des interprétations différentes au point de vue du diagnostic.

Je vous signalerai encore une troisième variété de l'état neurasthénique, de moindre importance, qui n'avait pas échappé à Beard, et sur laquelle M. Charcot a lui aussi attiré l'attention, celle où l'association des phénomènes appartenant aux deux formes précédentes se localise particulièrement à une moitié du corps : c'est la forme *dimidiée* de la neurasthénie.

Je n'irai pas plus loin dans ces divisions; il existe évidemment d'autres types, de même que j'ai, dans l'étude de ce grand complexus qu'est la neurasthénie, passé bien des symptômes sous silence, mais je crois inutile de multiplier les espèces, d'autant, je le répète, que je n'ai en vue en ce moment que la neurasthénie vraie; j'aurai, d'ailleurs, l'occasion de combler ces lacunes.

II. — LA NEURASTHÉNIE VRAIE

ÉVOLUTION CLINIQUE

Je me suis borné jusqu'à présent à passer en revue les principaux symptômes de l'état neurasthénique en général, je les ai analysés chemin faisant, et j'ai pu montrer qu'ils se groupaient parfois suivant des modes assez particuliers pour constituer des variétés dans le type général. Après vous avoir fait assister à ce groupement, je dois vous indiquer quelle est l'évolution de l'ensemble symptomatique. Pour arriver à ce but, j'abandonnerai l'exposition didactique adoptée pour éviter des redites, voire des omissions, et j'essaierai de faire vivre, pour ainsi dire, ces types devant vous, en prenant des exemples cliniques. Les faits que je vais vous rapporter sont tirés de ma pratique. Les vrais neurasthéniques ne sont pas nombreux dans les services hospitaliers. Ils y séjournent en outre rarement assez longtemps pour qu'une observation suffisamment prolongée puisse servir de base à l'étude de l'évolution toujours longue de leur état nerveux.

Un cas de neurasthénie vraie à forme cérébrasthénique. — Le premier cas, qui se rapporte au type cérébrasthénique et, dans la circonstance, évolua dans le sens neurasthénique vrai le plus pur sans adjonction d'autres symptômes pouvant prêter à discussion, concerne un négociant en tissus, âgé de quarante-cinq ans à l'époque où je l'observai pour la première fois, il y a six ans environ. Je connais toute sa famille : aucun antécédent nerveux héréditaire.

L'affection se développa chez lui de toutes pièces, à la suite d'un ensemble de circonstances très caractéristique dans l'espèce. Arrivé au terme d'une association commerciale, il fut déçu dans son espoir longtemps caressé de conserver pour lui la maison qu'il avait contribué à créer. Ses affaires réglées, il se retira à la campagne, pensant y jouir d'un repos bien gagné. Il s'y trouva désœuvré, lui qui, d'ordinaire, dépensait sans compter une activité cérébrale et physique dont il avait donné de nombreuses preuves. En outre, les soucis lui vinrent ; il songea que la petite fortune qu'il avait gagnée serait peut-être insuffisante pour élever sa famille, pour subvenir aux charges qui lui incombaient. Il prit alors la résolution de fonder à lui seul une nouvelle maison de commerce. L'entreprise était lourde, il risquait tous les capitaux qu'il avait péniblement amassés. Cependant il n'hésita pas et mit à réaliser le dessein qu'il avait conçu toutes ses forces morales et physiques. Il se multiplia pour installer sa nouvelle industrie, passant des traités avec ses fournisseurs, voyageant pour ses commandes, faisant heureusement face à toutes ses échéances. Et, bien que le succès fût venu couronner ses efforts, il ne put résister au labeur acharné qu'il s'était imposé ; au bout de six mois environ, commencèrent à se manifester les symptômes les plus indéniables de l'état neurasthénique : céphalée en casque, légers vertiges, insomnie marquée, irrégularités dans le caractère, inquiétudes injustifiées pour ses affaires qui, je vous l'ai dit, prenaient la meilleure tournure, enfin inaptitude au travail. Les fonctions stomacales jusqu'alors parfaites, le sujet ayant toujours joui d'une santé physique à toute épreuve, ne tardèrent pas à s'altérer à leur tour. A l'inappétence se joignit une dyspepsie flatulente des plus marquées. Il perdit quelques kilos de son poids, s'en affecta outre mesure ; sa gaieté habituelle disparut, il devint triste et morose. C'est alors qu'il se décida à consulter, sa famille s'étant fortement alarmée de cet état nerveux qui s'accentuait de jour en jour.

Sur mes conseils, il se résolut, non sans peine, à confier le soin de gérer sa maison à un homme qui lui avait donné de nombreuses preuves d'attachement, dans lequel il pouvait avoir toute confiance, et se rendit dans un établissement hydrothérapique, à la campagne, loin de ses occupations. Bientôt les nouvelles favorables qu'il reçut de son entreprise calmèrent ses inquiétudes, la céphalée s'atténua, le sommeil reparut. Sous l'influence d'un simple régime diététique, l'appétit revint et, avec lui, les forces physiques. Il reprit confiance en soi, fit un voyage d'agrément au bout duquel, apaisé et reposé, rechargé pour ainsi dire, il rentra à son domicile, se remit progressivement à la direction de sa maison, ne souffrant plus que de légers vertiges qui, eux aussi, ne tardèrent pas à disparaître. Ses affaires prospérèrent, et comme, désormais averti, il sut en partager le fardeau, il guérit complètement et aujourd'hui, c'est-à-dire six ans après l'invasion de son mal, il continue à se porter admirablement, tant au moral qu'au physique.

Voilà un fait typique de neurasthénie vraie, d'épuisement nerveux par surmenage intellectuel et physique; le sujet, sous l'influence d'un travail exagéré, a, suivant une expression dont je me sers couramment en la matière, car elle peint bien ma pensée, vidé complètement sa pile. Il lui a fallu quelques mois pour la recharger, mais, conseillé à temps, il en est arrivé à ses fins. Une fois guéri, il a pris ses précautions pour que pareille aventure ne lui arrivât plus et il y a réussi. Evidemment les circonstances l'ont favorisé, mais, pour guérir, il en faut la façon, comme on dit vulgairement, de même qu'elle est nécessaire aussi pour devenir malade. Et nous verrons bientôt que, dans les états neurasthéniques constitutionnels, cette façon n'a plus besoin d'exister ou tout au moins procède de causes bien différentes.

Un cas de neurasthénie vraie à forme myélasthénique. — A côté de ce cas où l'affection revêtait le type cérébrasthénique, laissez-moi vous rapporter l'histoire d'un jeune peintre chez lequel l'allure clinique fut celle de la myélasthénie. Pendant de longs mois, il se consacra tout entier à la préparation d'un tableau pour le Salon annuel, sur lequel il fondait de grandes espérances. Il se fatigua beaucoup à exécuter cette grande toile devant laquelle, debout, il passait sa journée presque tout entière, ce qui peut expliquer la localisation médullaire en pareil cas comme en certains autres de même ordre que j'ai eu l'occasion d'observer. Son travail terminé, il éprouva une grande déception, en n'obtenant pas la récompense sur laquelle il s'était cru en droit de compter. Bientôt apparurent tous les symptômes de la neurasthénie : légers accidents vertigineux, phénomènes dyspeptiques auxquels s'ajoutèrent de l'incapacité de travail et surtout une asthénopie accommodative jointe à un tremblement des membres supérieurs qui le força presque complètement à quitter ses pinceaux. Mais ce qui contribua surtout à l'inquiéter, ce fut une faiblesse croissante des membres inférieurs, qui semblèrent vouloir bientôt lui refuser le service qu'ils lui avaient si longtemps rendu pendant ses longues stations debout devant sa toile. Grand marcheur habituel, il rentrait harassé de courtes promenades, éprouvant dans la région lombo-sacrée une souffrance très marquée.

Il consulta, et ce qui rend le cas singulièrement instructif au point de vue du diagnostic, c'est qu'ayant présenté dans son enfance une légère déviation de la colonne vertébrale pour laquelle on avait d'ailleurs, à tort, prononcé le nom de mal de Pott, il put se croire atteint d'une récidive de cette affection dont il n'ignorait pas les funestes conséquences. Les réflexes rotuliens étaient exagérés, ainsi qu'il arrive fréquemment chez les neurasthéniques ; la plaque lombo-sacrée, très marquée chez lui, pouvait faire penser à une compression des racines médullaires. L'application intempestive d'un cautère sur la région lombaire, fait qui contribua beaucoup à fixer cette idée dans son esprit déjà troublé, finit de tout gâter : il se crut à la veille de devenir paraplégique. Lorsque je le vis pour la première fois, il pouvait à peine marcher, passant ses journées couché sur une chaise longue, interrogeant lui-même à chaque instant ses réflexes qui, ainsi qu'on le constate souvent dans la neurasthénie, étaient un peu exagérés. Comme il n'existait aucun trouble de sensibilité locale, que les sphincters avaient conservé leur puissance, que les circonstances étiologiques éclairaient remarquablement la situation, je pensai, après avoir écarté l'hypothèse d'une lésion organique et aussi l'hystérie dont les stigmates faisaient défaut, qu'il s'agissait simplement d'un état neurasthénique, diagnostic qui fut confirmé par mon regretté maître M. Charcot. Dans ces conditions, nous engageâmes le patient à quitter au plus vite l'atelier où s'était développée son affection nerveuse, où il se confinait et s'étiolait physiquement. Il fallut presque le descendre pour le transporter jusqu'à la gare du chemin de fer où il devait s'embarquer pour aller faire une villégiature en Algérie. Il se reposa dix jours à Marseille, d'où il m'écrivit qu'il avait recouvré quelques forces pour monter en bateau. Huit mois plus tard il était complètement guéri, et depuis plus de cinq ans la guérison ne s'est pas démentie. Il a pu reprendre ses occupations, en ayant soin de ne plus se surmener, afin de ne pas retomber dans l'état myélasthénique qui, à un moment donné, nous avait inspiré de légitimes inquiétudes.

Considérations étiologiques. — Voilà la neurasthénie vraie ou mieux l'état tant cérébral que cérébro-spinal qui mérite justement ce nom, et les deux exemples que je viens de relater vous font entrer dans l'intimité pathogénétique de l'affection. Dans ces deux cas, l'étiologie est simple : c'est le surmenage tant psychique que physique, mais surtout psychique, qui a déterminé l'épuisement nerveux ; si ce surmenage n'avait pas existé, nul doute que les sujets eussent continué à se bien porter. Les circonstances jointes aux conditions sociales ont permis aux patients de recharger leur pile, la guérison est survenue, et comme ils ont pris le soin de ne pas la vider à nouveau, elle ne s'est pas démentie.

Les faits analogues à ceux dont je viens de vous rapporter l'histoire ne sont pas rares dans la pratique, aussi vous importe-t-il de les bien connaître. Ils s'observent, vous en avez maintenant la notion, chez les sujets qui ont à fournir en un temps donné une trop grande somme de travail cérébral : chez les ingénieurs, les avocats, les industriels, etc., qui abusent de leurs ressources intellectuelles et de leurs forces physiques, tout en ayant à compter avec les soucis et les déboires de la vie journalière. La neurasthénie est fréquente parmi ceux de notre profession, surtout chez les médecins qui embrassent la carrière des concours. Dans la lutte à outrance pour l'existence, pour la conquête des situations élevées, il faut être fortement trempé pour réussir ; lorsque la force de résistance est insuffisante et que le travail continue, acharné comme devant, l'état neurasthénique, l'épuisement nerveux apparaît avec le cortège de symptômes que je vous ai indiqués. Est-ce à dire qu'il s'agit là d'une maladie vraie, d'une entité morbide ? Peu nous importe ; l'ensemble symptomatique, bien que purement fonctionnel, reste toujours suffisamment univoque pour qu'on puisse le distinguer, le reconnaître entre les autres états morbides et lui donner la place qu'il mérite dans le cadre pathologique.

D'après ce que je viens de vous dire, vous comprenez combien les notions étiologiques sont importantes pour la juste interprétation de l'état neurasthénique. Non seulement elles le font naître, mais encore elles commandent son évolution, c'est-à-dire son pronostic et aussi son traitement. Vous jugerez encore mieux l'importance de leur rôle lorsque, dans un instant, il nous faudra différencier la neurasthénie vraie des états analogues que l'on confond si souvent avec elle. Il est donc nécessaire que vous sachiez, dans cet ordre d'idées, que l'appréciation de ces circonstances étiologiques n'est pas toujours aussi facile que vous pourriez peut-être le croire au premier abord. L'état neurasthénique vrai, le seul que j'envisage en ce moment, est, en effet, plus commun qu'on ne l'imagine et dans sa forme la moins discutable au point de vue nosologique. L'extension qu'on a donnée au terme neurasthénie est certainement abusive et je ne voudrais pas contribuer à l'augmenter encore, mais, à mon avis, c'est dans un sens erroné qu'elle s'est faite, au bénéfice des états héréditaires qui n'ont de neurasthénique que le nom, je vous le démontrerai, et au détriment des formes, je le répète, les mieux cadrées.

Adjonctions et associations morbides. — Il ne faut pas croire, en effet, que dans tous les cas de neurasthénie on puisse trouver palpable, évident, le surmenage intellectuel et physique d'où relève, le plus souvent, l'épuisement nerveux. Il est de nombreux faits en particulier où la neurasthénie se trouve masquée par une autre affection qui, en réalité d'ailleurs, a présidé à sa genèse et au compte de laquelle on porte tous les phénomènes observés, alors qu'on devrait les en distraire pour les attribuer très légitimement à l'épuisement nerveux.

C'est ainsi que vous aurez souvent à faire la part qui revient à la neurasthénie dans la symptomatologie d'un certain nombre de maladies chroniques, organiques, affectant particulièrement le système nerveux. Le tabes, entre autres, est coutumier du fait, et il est bien peu d'ataxiques qui, à un moment donné, ne tombent dans l'état neurasthénique. Le mécanisme étiologique est encore ici des plus simples. Se savoir impotent pour toujours, souffrir en plus de douleurs cruelles qui abattent le physique, est bien fait, vous en conviendrez, pour susciter l'apparition des phénomènes neurasthéniques. Provoquez chez ces malades l'espérance de la guérison par l'application plus ou moins heureuse d'une nouvelle méthode de traitement, et vous verrez s'amender immédiatement nombre de symptômes appartenant bien plus à l'état nerveux proprement dit qu'au tabes qui lâche si rarement sa proie. Je cite ici le tabes comme type de maladie à longue évolution, susceptible de servir de générateur à l'état neurasthénique. Je pourrais, dans le même ordre d'idées, vous convaincre que la paralysie agitante, le rhumatisme chronique osseux progressif et bien d'autres affections sont capables, en déprimant à la fois le moral et le physique, d'ouvrir largement la porte à l'épuisement nerveux. Il naît ainsi un complexus morbide dont il est nécessaire d'avoir appris à connaître tous les éléments de constitution.

Dans ces cas, toutefois, il ne saurait être question que d'*adjonction*, pour ainsi dire, et non d'*association* à proprement parler, et la part qui revient à la maladie provocatrice et à l'état provoqué est encore relativement facile à faire dans l'appréciation des symptômes propres à l'une et à l'autre, quand on veut bien y prendre garde. Cependant j'aurai l'occasion de vous dire qu'il est une affection nerveuse dynamique, elle aussi :

je veux parler de l'hystérie, dont les phénomènes s'enchevêtrent parfois si intimement avec les déterminations neurasthéniques, que l'appréciation dont je viens de vous parler devient souvent des plus difficiles. A tel point que M. Charcot créa justement le terme d'*hystéro-neurasthénie* pour consacrer cette intime association. Mais je ne veux pas m'étendre, en ce moment, sur ce côté particulier de la question, devant y revenir. Ce que je désirais faire ressortir d'une façon nette, c'est qu'en regard de l'épuisement nerveux que je nommerai *primitif* dans la circonstance, bien que nous n'en ignorions pas les causes, il est des états neurasthéniques que je qualifierai volontiers de *secondaires*, d'*ajoutés*. Et cette notion devra vous être familière : sans quoi, je vous l'ai dit, vous risqueriez de méconnaître ces états, masqués qu'ils sont par l'état pathologique qui leur a donné naissance et les entretient. Au point de vue curatif, vous jugerez dès à présent que cette notion n'est pas moins indispensable. Vous n'oublierez pas, toutefois, que ces manifestations appartiennent à la neurasthénie vraie la plus légitime.

III. — LA NEURASTHÉNIE HÉRÉDITAIRE OU CONSTITUTIONNELLE

Maintenant je désire vous montrer qu'à côté de la neurasthénie vraie, il existe une autre catégorie d'états qualifiés communément eux aussi de neurasthéniques, dont la différenciation ne me semble pas avoir été, de la part des auteurs qui se sont occupés de la question, suffisamment établie. A vrai dire, il devait en être ainsi au moins temporairement. C'est qu'en effet, dans les cas que je vais vous décrire, il ne faut pas vous attendre à voir le tableau morbide différer dans ses grandes lignes de celui que je vous ai exposé en traitant de la neurasthénie la mieux catégorisée. Je vous l'ai dit, le cerveau n'a à sa disposition qu'un nombre restreint de modes réactionnels pour traduire sa souffrance. En pathologie mentale, il vous faudra toujours un certain temps, une notable habitude pour vous reconnaître au milieu d'expressions symptomatiques qui présentent entre elles plus d'un lien de parenté, plus d'un point de contact. C'est en définitive le groupement, l'évolution de ces réactions, plus encore que leur figuration elle-même, qui devra vous guider dans ce dédale où vous risqueriez fort de vous égarer si vous n'étiez pas dûment avertis des difficultés que vous êtes appelés à y rencontrer.

Les cas dont je vais vous entretenir étaient bien connus de Charcot qui, les opposant à la neurasthénie vraie, les englobait dans son enseignement sous le nom de *neurasthénie à forme héréditaire*, expression très juste, mais qui pourrait peut-être faire naître dans votre esprit une interprétation erronée, si je ne vous fournissais, dès maintenant, quelques explications.

La dénomination adoptée par Charcot ou mieux la différenciation qu'il se proposait par là même d'établir entre les états neurasthéniques était basée, vous le voyez, sur l'étiologie; c'était, à proprement parler, une classification étiologique. De ce fait, tenant compte exclusivement du qualificatif qu'il appliquait aux malades de la deuxième catégorie, il vous semblerait peut-être que l'hérédité nerveuse n'eût rien à faire avec la neurasthénie vraie. Telle n'était pas cependant la pensée de mon maître. « Ne devient pas neurasthénique qui veut » était une maxime qu'il aimait à répéter et dont il avait appris à connaître depuis longtemps le bien fondé. Et il enseignait que les sujets à hérédité nerveuse chargée étaient plus que tous les autres prédisposés à l'état neurasthénique. Ils sont moins résistants aux chocs nerveux qui les peuvent atteindre, ils tombent plus facilement dans l'épuisement. Mais chez eux l'hérédité n'est pas suffisante pour produire de toutes pièces l'état neurasthénique : il faut, pour les faire trébucher, un concours tout particulier de circonstances, parmi lesquelles le surmenage physique et intellectuel, pris dans son acception la plus large, joue un rôle indispensable.

Il en va tout autrement pour les sujets qu'il appelle des neurasthéniques héréditaires. Chez eux, l'hérédité et souvent l'hérédité similaire est toujours présente, je dirais volontiers forcément présente. Elle est la cause immédiate du mal; les ennuis, les chagrins, le surmenage ne jouent dans son éclosion qu'un rôle de second ordre, au point qu'à l'inverse de ce qui existe chez les malades de la première catégorie, ils manquent en réalité dans la majorité des cas.

D'où l'existence de deux états : la *neurasthénie vraie* et la *neurasthénie héréditaire* ou *constitutionnelle*, qu'une qualification commune, une symptomatologie en apparence identique peuvent rapprocher, mais qui ne diffèrent pas moins en réalité radicalement l'un de l'autre.

Exemples de neurasthénie constitutionnelle. — Quelques exemples me semblent indispensables pour vous faire saisir ma pensée et interpréter ces différences dont vous comprendrez bientôt toute l'importance. Aussi bien procéderai-je pour vous exposer ces formes morbides comme je l'ai fait dans la description du véritable état neurasthénique. Je prends encore ces exemples dans ma pratique particulière où, mieux qu'à l'hôpital, j'ai pu à longue échéance suivre leur évolution toujours capitale dans l'espèce.

Le premier a trait à un homme de vingt-six ans. Employé dans un ministère, ses fonctions n'ont rien de bien fatigant. Il n'est pas ambitieux d'ailleurs; possesseur d'une certaine fortune, il en prend, il en laisse comme on dit vulgairement, les soucis de l'avancement ne le préoccupant guère. Son enfance ne présenta rien qui mérite d'être signalé. Il n'en fut pas de même un peu plus tard. En effet, sa mère, qui l'accompagnait lors de la première consultation et dont je vous parlerai dans un instant, m'informa que de quatorze à dix-sept ans, étant encore au collège, son fils fut obligé d'interrompre à plusieurs reprises ses études par suite d'une maladie nerveuse, développée sans causes apparentes et qu'un médecin qualifia d'anémie cérébrale. Ses fonctions physiques étaient languissantes, il éprouvait des céphalées constantes, était taciturne, fuyait la société de ses camarades, avait perdu toute aptitude au travail. De ce fait, quoique doué d'une intelligence assez vive, il dut renoncer à se présenter au baccalauréat, au concours d'une école de l'État à laquelle il s'était primitivement destiné.

Quand, interrogeant le passé d'un malade qui vient réclamer vos soins, vous apprendrez qu'au moment de l'adolescence, votre client a déjà souffert de phénomènes analogues à ceux que je viens *grosso modo* de vous exposer, ne concluez pas à l'existence d'un état neurasthénique, au moins sous la forme vraie que je vous ai décrite. Celle-ci ne se montre pas à l'âge de quatorze ans; elle n'apparaît que plus tard, à l'époque où le sujet a suffisamment conscience de lui-même, de sa propre responsabilité pour tenter l'effort qui pourra le conduire à l'épuisement nerveux. Il y a déjà longtemps que mon maître M. Brouardel, d'accord en cela avec M. Motet, a montré que le surmenage et ses conséquences n'existaient ni chez les enfants, ni dans la prime adolescence. S'il se développe à ce moment des phénomènes que l'on serait porté à confondre avec l'épuisement nerveux, avec la neurasthénie vraie, tenez pour certain que derrière les études trop fortes qu'on invoque en guise d'explication, il y a tout autre chose que nous apprendrons bientôt à connaître.

Mais je reviens à mon malade. Ses études tant bien que mal terminées, dispensé du service militaire comme fils de femme veuve, il entra dans les bureaux du ministère où il est encore aujourd'hui : un examen des plus faciles lui en avait ouvert les portes. Ses souffrances physiques et morales s'étaient calmées, sans toutefois l'avoir complètement abandonné. A vingt-deux ans, sans motif appréciable, vivant avec sa mère, à l'abri de toute émotion morale, de tout choc nerveux, il fut repris de douleurs céphalalgiques qui depuis lors, sauf quelques rares rémissions, n'ont fait que s'accentuer. Si on l'interroge, il décrit avec beaucoup de précision la douleur en casque des neurasthéniques, laquelle acquiert chez lui une grande intensité surtout après les repas. Partie de la nuque, elle envahit parfois toute la tête. Il lui semble avoir à l'intérieur du crâne quelque chose qui bouillonne à faire éclater les parois osseuses. Il ressent une chaleur intense qu'il prétend constater lui-même avec la main placée *in situ*. Ces douleurs se calment pendant la nuit; elles ne sont certainement pas d'origine organique, le malade n'est pas syphilitique, elles se seraient d'ailleurs accompagnées de phénomènes paralytiques depuis plusieurs années qu'elles durent pour ainsi dire sans discontinuité.

La céphalalgie, j'insiste sur ce fait, revêt en outre chez lui un caractère tout particulier; elle constitue une véritable obsession; il en souffre constamment; mieux encore, il en est constamment obsédé. Pendant les rares moments où elle le quitte, il en a la crainte, la hantise; elle l'a forcé à multiplier des congés qui ont singulièrement contribué à entraver sa carrière administrative. Il a voyagé, éprouvant d'abord quelque soulagement à voir du pays; mais, une fois de retour à son poste, il est redevenu plus souffrant que jamais, d'autant qu'il est survenu des vertiges très tenaces qui ont encore compliqué le tableau morbide. A une certaine époque, la douleur s'est déplacée ; elle est descendue, pesant sur les épaules à la façon d'une chape de plomb, puis, sans abandonner complètement la tête, elle a envahi le côté droit du thorax. A ce moment, notre malade s'est cru pleurétique et s'est rendu dans le Midi pour soigner son poumon. Puis il a pensé qu'il avait une maladie de cœur parce que, quittant le côté droit, la sensation douloureuse s'était fixée sur la partie gauche de la poitrine. Alors il eut des crises d'angoisse qui firent songer à une angine de poitrine, bien extraordinaire chez un sujet de vingt-cinq ans dont le cœur ne présente aucune altération organique. Toutes ces sensations, il les a minutieusement analysées, classées, étiquetées, consignées par écrit, réalisant ainsi le type de l'*homme aux petits papiers* de Charcot ; il en a conservé le souvenir comme si toutes dataient d'hier, car sa mémoire est des meilleures et il croit fermement avoir eu, au moins en germe, de nombreuses maladies dont il redoute encore aujourd'hui l'agression. C'est ainsi qu'ayant d'aventure contracté une légère blennorragie, il n'est pas sans inquiétude sur l'état de son canal ; il s'est fait sonder à diverses reprises par crainte d'un rétrécissement. Il a des douleurs dans la prostate, porte constamment un suspensoir et a renoncé au commerce sexuel, qui d'ailleurs le fatiguait horriblement.

Malgré tous ces avatars, l'état général est resté assez satisfaisant ; il existe même un embonpoint précoce ; les pupilles réagissent à la lumière, bien qu'un peu paresseuses à l'accommodation ; les réflexes rotuliens sont normaux, mais forts ; l'appétit est conservé, avec lenteur de la digestion.

Naturellement notre malade a consulté de nombreux médecins et non des moindres; presque tous l'ont qualifié de neurasthénique. A la vérité, le diagnostic paraît exact : les stigmates principaux sont présents : la céphalée en casque, les vertiges, l'insomnie et le tremblement léger que j'ai passés sous silence, la lenteur des fonctions digestives; le tout, joint à une asthénie morale et physique des plus marquées, semble bien caractéristique de l'état d'épuisement nerveux.

Eh bien! à mon avis, le diagnostic doit être tout autre. Ce malade n'est pas un véritable neurasthénique, il souffre de tout autre chose que d'épuisement nerveux vrai. Sa maladie est née d'elle-même, *sponte sua*, dès l'adolescence, en l'absence de toute cause appréciable susceptible en réalité de la provoquer; elle a résisté à tous les traitements, au repos, aux distractions qui pouvaient la faire disparaître, ne s'alimentant à aucune source réelle. Si donc le sujet est un neurasthénique, il l'est devenu et y est resté, vous en conviendrez, dans des conditions bien particulières par rapport à la neurasthénie vraie, et son état mérite dès lors une qualification toute spéciale.

En effet, examinons-le de plus près. Chez lui, en dehors des stigmates neurasthéniques qu'il possède au grand complet, il y a quelque chose de plus, de dominant, de capital : ce sont les préoccupations, les interprétations fausses qui l'obsèdent. Les préoccupations sont hypocondriaques, les interprétations presque délirantes, puisqu'elles l'ont conduit à se croire atteint de toutes les maladies en rapport plus ou moins éloigné avec les sensations douloureuses qu'il éprouvait. Il n'est pas jusqu'aux vertiges qui ne l'aient fait tomber à un moment donné dans une agoraphobie qui l'a tenu confiné à la chambre pendant plus de trois semaines consécutives. Dites que c'est un hypocondriaque si vous le voulez, mais ne le considérez pas comme un neurasthénique, malgré les apparences. C'est un vésanique au petit pied, sous une forme sans éclat; ce n'est pas un neurasthénique, au moins dans le sens que nous attribuons à ce mot et qu'il importe de lui conserver. Vous commettriez une double erreur au point de vue nosographique et clinique. Car la nature et l'évolution des deux états morbides sont singulièrement différentes. A l'encontre de ce qui existe dans la neurasthénie vraie, chez lui, le système nerveux n'est pas accidentellement épuisé; il est congénitalement faible, débile, dévié même dans ses fonctions les plus essentielles, il est, en un mot, héréditairement mal constitué pour un fonctionnement normal.

Et sa mère va nous donner les raisons de cette manière d'être, en même temps qu'elle nous fera prévoir l'évolution que la maladie de son fils revêtira très probablement.

Elle est âgée de soixante-cinq ans, et c'est sur le tard qu'elle a conçu son enfant d'un père dont la santé nerveuse paraît avoir été satisfaisante. Elle l'a formé à son image, car, elle aussi, du plus loin qu'elle se souvienne, a constamment souffert d'un état nerveux qui rappelle singulièrement celui de son rejeton. Elle se reconnaît, dit-elle, dans son fils dont elle a éprouvé toutes les souffrances. Surtout sa vie a été tourmentée par la peur des espaces, par l'agoraphobie qui a empoisonné toute son existence. Il lui est, depuis plus de quinze ans, impossible de sortir à pied; elle ne va qu'en voiture fermée; la trépidation du chemin de fer lui est insupportable et l'angoisse au suprême degré. Vous le voyez, sa monomanie s'est pour ainsi dire canalisée : moins que son fils, elle souffre de symptômes variés, mais ceux qu'elle éprouve ont acquis une intensité redoutable ; l'obsession qui est leur dominante à tous les deux les exonère, à mon avis, de la neurasthénie vraie pour en faire des tributaires de la vésanie.

Mais alors, me demanderez-vous, pourquoi attribuer à de tels malades la qualification de neurasthéniques ? A cela je répondrai que l'ensemble morbide dont ils souffrent est constitué par nombre de stigmates qui appartiennent à l'épuisement nerveux. Mais la ressemblance qui a déterminé la qualification n'est qu'apparente, le fonds même diffère radicalement. Et c'est pour cela que Charcot, tout en conservant une dénomination identique dans les deux cas, qualifiait encore ces sujets d'*héréditaires* ; j'aimerais mieux, pour ma part, les appeler *constitutionnels*. Pour le professeur de la Salpêtrière, la neurasthénie héréditaire ou constitutionnelle différait radicalement de la neurasthénie vraie, de l'épuisement nerveux que nous avons appris à connaître. Je ne demanderais pas mieux, en ce qui me concerne, que d'appeler autrement ces malades. Je n'ignore pas que M. Magnan les traite de *dégénérés ;* mais je trouve cette expression encore plus défectueuse.

A la vérité, nos sujets peuvent trouver place dans la dégénérescence mentale, état si compréhensif aujourd'hui qu'il ne tardera pas, si on n'y met bon ordre, à absorber toute la pathologie mentale, pour le plus grand dommage d'une saine nosographie clinique. Mais c'est une place à part qu'il faut leur attribuer, et comme l'ensemble symptomatique dont ils souffrent ressortit par ses manifestations à la neurasthénie, pourquoi les jeter, eux aussi, dans le pêle-mêle déjà si confus des dégénérés?

Dans ces conditions, la meilleure façon de les distinguer, c'est peut-être encore de les appeler neurasthéniques, en leur attribuant toutefois un qualificatif qui a la prétention d'établir une différenciation. La maladie de Huntington s'appelle la chorée chronique : elle ressemble à la chorée de Sydenham, dont elle a pris le nom. Qui songerait à identifier ces deux affections, dont l'une ne dépasse pas la puberté et guérit, alors que l'autre débute dans l'âge mûr et se termine par un état démentiel, bien que leurs manifestations extérieures offrent de tels points de contact qu'on s'est cru obligé de leur attribuer la même dénomination?

Pronostic. — Mais cette similitude de nom me force encore à insister sur la nécessité absolue qu'il y a à différencier les états neurasthéniques entre eux, car entre la neurasthénie vraie et celle que je continuerai donc, avec Charcot, d'appeler neurasthénie héréditaire — faute, si vous le voulez, d'une qualification meilleure — il existe véritablement des différences radicales d'évolution et partant de pronostic. Et pour établir ces différences, la notion étiologique, plus encore que l'expression symptomatique qui pourrait vous tromper au premier abord, vous sera du plus précieux secours.

Le négociant dont je vous ai rapporté l'histoire devait presque forcément guérir de son état nerveux si ses affaires prospéraient et s'il pouvait se reposer de ses fatigues, car il était manifeste que l'affection n'avait chez lui d'autres sources que le surmenage physique et intellectuel auquel il s'était livré.

Ne sentez-vous pas qu'il ne saurait en être ainsi de notre second malade chez lequel le mal s'est développé en l'absence de toute cause réelle, et qui, souffrant du système nerveux, ne fait pour ainsi dire que subir sa destinée? Et pourtant il paraît exister de nombreuses ressemblances dans la forme entre ces deux cas que séparent en réalité des différences incontestables dans la nature.

Chez les neurasthéniques vrais, l'état morbide est accidentel, rien ne s'oppose en principe à une guérison complète; leur affection ne récidivera que s'ils s'exposent à nouveau aux causes qui l'ont fait naître.

Chez les autres, au contraire, les rechutes sont au bout des accalmies; ils traîneront une existence misérable, toujours souffrants, toujours obsédés par leur mal qui, dans certains cas même, s'aggravera et pourra les conduire à une forme vésanique plus caractérisée, à la mélancolie anxieuse en particulier.

J'ajoute cependant, puisque nous sommes sur le chapitre du pronostic, qu'il ne faudrait pas accorder trop de bénignité à la neurasthénie vraie. Je vous ai dit que pour entrer dans la neurasthénie il en fallait la façon, expression qui peint bien ma pensée. Mais vous me croirez encore si j'affirme que cette façon ne doit pas moins exister lorsqu'il s'agit d'en sortir. Les sujets tombés dans l'état neurasthénique à l'occasion d'une maladie chronique, les tabétiques, les paralytiques agitants ont bien des chances de ne pas voir s'améliorer leur état nerveux parce que celui-ci est né et reste sous la dépendance de maladies qui ne tendent guère à venir à résipiscence.

C'est pour cela aussi, dans un autre ordre d'idées, que, dans le pronostic de la neurasthénie vraie, il faut tenir le plus grand compte de la condition sociale des sujets.

Pronostic suivant la condition sociale. — Le négociant dont je vous ai parlé avait déjà acquis, au moment où débuta son mal, une aisance qui lui permit d'abandonner pour un instant sa maison et d'aller se refaire dans le calme, loin de ses occupations. Que serait-il advenu de notre peintre s'il avait dû continuer à travailler pour vivre? Il aurait partagé le sort lamentable de ces malheureux ouvriers, mécaniciens, employés de chemins de fer ou autres, dont je vous parlerai bientôt, en traitant plus particulièrement de l'association hystéro-neurasthénique. Devenus incapables de travailler, une fois en proie à l'épuisement nerveux, ils tombent dans la misère, errent d'hôpital en hôpital, impuissants à se ressaisir devant l'incertitude du lendemain. J'aurai aussi à vous dire combien la thérapeutique devra tenir compte de ces indications particulières.

Ces considérations tirées de l'état social s'appliquent également aux neurasthéniques dits héréditaires. Le jeune neurasthénique constitutionnel que j'ai pris comme exemple et dont l'existence matérielle est assurée par une sinécure dans un ministère à laquelle s'ajoutent de bonnes rentes vit, en somme, tant bien que mal, avec son affection nerveuse.

Je pourrais vous citer un autre myélasthénique du même ordre qui, après avoir essayé sans succès de toutes les carrières, a fini par se réfugier dans une maison de campagne, en un bourg de province, où il est la terreur d'un médecin qu'il obsède de ses doléances.

La condition de fortune de ces deux malades leur permet à tous les deux de vivre sans trop d'encombre, de tenir encore un certain rang dans la société qui les entoure. Mais supposez pour un instant qu'ils se fussent trouvés dans l'obligation de gagner leur pain quotidien, quelle n'aurait pas été leur existence? Il est bien à craindre que de chute en chute ils ne fussent tombés, en fin de compte, dans cette catégorie si nombreuse de déclassés, incapables d'aucun effort physique ou moral, où Charcot et Benedickt avaient reconnu qu'il existait un si grand nombre de neurasthéniques constitutionnels.

Car, dans ces conditions sociales, si l'on peut comprendre qu'à un moment donné le neurasthénique vrai puisse se ressaisir, il n'en est pas de même lorsque l'état constitutionnel est en cause. C'est le *væ victis* avec toutes ses conséquences, dans notre société où la lutte doit être de tous les instants lorsque la fortune n'existe pas pour créer l'indépendance.

Fait clinique. — L'exemple suivant, emprunté encore à ma pratique, servira une fois de plus à prouver ce que j'avance. Il a trait à un voyageur de commerce actuellement dans le service, où je l'ai momentanément recueilli ; je suis ce malade depuis plus de cinq ans et puis, par le menu, vous détailler son histoire clinique.

Vers 1891, il me fut adressé par le directeur de la fabrique de produits chimiques où il était alors employé. Il a une hérédité nerveuse des plus chargées : son père est mort paralytique général, une de ses sœurs est hystérique.

Ses débuts dans le commerce furent assez heureux : il possédait, en particulier, certaines qualités physiques qui lui servaient avantageusement près du public auquel il avait affaire. Toutefois, ses rapports avec ses patrons, voire avec ses clients, n'étaient pas toujours des plus faciles; il avait des irrégularités de caractère, était sombre et soupçonneux, s'inquiétant d'un rien, consultant dans les villes où il passait les médecins pour les maladies les plus diverses qu'il s'imaginait avoir. A la suite d'un léger embarras gastrique, il se crut atteint d'une affection de foie et de ce fait se rendit à Pougues. Quand il en revint, l'état de son tube digestif s'était amélioré. Par contre, moralement, il était tout à fait déprimé; de plus, il souffrait d'une céphalalgie bitemporale qui l'inquiétait au suprême degré, de vertiges qui l'obsédaient; il était incapable de tout travail.

Un séjour de deux mois dans sa famille le remit un peu d'aplomb; il put alors reprendre ses occupations. Mais une année ne s'était pas écoulée qu'il revenait me voir, accusant cette fois une douleur violente dans la région lombo-sacrée. Les jambes étaient faibles, et comme à cette faiblesse se joignait de la spermatorrhée, il se crut en proie à une maladie de la moelle épinière, dont d'ailleurs il ne présentait aucun signe réel. Il avait aussi des palpitations, des étouffements, de véritables angoisses. Un traitement hydrothérapique le soulagea. Pour hâter sa guérison, il pensa qu'il était bon d'entrer, en dehors de mes conseils, dans une maison de santé où, pour des raisons que j'ignore, on entretint chez lui l'idée fausse d'une affection médullaire. Soumis à une thérapeutique exagérée : pointes de feu, injections de liquides organiques, il alla de mal en pis, toujours souffrant de la colonne vertébrale, toujours vertigineux et de plus redevenu céphalalgique. A ce compte, les quelques économies qu'il avait réalisées ne tardèrent pas à s'épuiser ; il fut obligé de quitter l'établissement où son affection s'était en réalité aggravée et vint échouer une première fois dans mon service. Je pus me convaincre à loisir qu'il n'avait aucune affection organique du système nerveux, que ses troubles céphaliques et médullaires étaient purement fonctionnels ; j'essayai de le remonter par un traitement tonique approprié, m'efforçant en outre de lui faire comprendre combien ses inquiétudes et ses craintes étaient exagérées. Il sortit encore souffrant, lassé de l'hôpital, et essaya de se remettre à l'ouvrage. Mais son inaptitude au travail était devenue de plus en plus grande, il n'était plus à la hauteur des fonctions qu'il avait un instant occupées. Il chercha à s'employer dans une autre maison de commerce, mais n'y réussit que médiocrement. Finalement, comme sa mère, chez laquelle il était retourné, restée veuve et sans fortune, ne pouvait le garder plus longtemps à ne rien faire, il revint de nouveau à l'hôpital. Bien que d'une bonne constitution physique, il ne cesse de se plaindre des douleurs les plus variées, il est incapable de se livrer à une occupation qui lui assure le pain quotidien. Il présente tous les stigmates de la neurasthénie et, de ce fait, a toujours été considéré comme atteint de cette affection par les nombreux médecins qu'il a consultés : en réalité, c'est un vésanique, et je doute qu'il se relève jamais de l'état de profonde déchéance où il est tombé.

Si cet homme, au lieu de naître pauvre, d'être obligé de travailler pour vivre, avait eu de la fortune, l'asthénie morale et psychique dont il souffre depuis si longtemps n'aurait pas eu pour lui les conséquences auxquelles il succombe. A la vérité, il aurait vécu malheureux, consultant sans cesse, quelquefois soulagé, jamais guéri ; il aurait été grossir le bataillon des incapables, des propres à rien, qui sont légion, où l'on trouve tant le neurasthénique vrai que le neurasthénique appartenant à la forme constitutionnelle. Mais enfin, il aurait vécu, et serait peut-être mort considéré, grâce à son argent. Mais, sans ressources, que va-t-il fare lorsqu'il quittera l'hôpital ? Il a déjà des révoltes contre la société ; j'envisage pour lui l'avenir sous les plus sombres aspects.

DIAGNOSTIC DIFFÉRENTIEL DES ÉTATS NEURASTHÉNIQUES

Diagnostic des états neurasthéniques entre eux. — Après ces considérations, illustrées par des exemples sur le pronostic des états neurasthéniques, il me faut aborder l'étude du diagnostic différentiel de ces états nerveux. Je reviendrai encore sans lasser, je l'espère, votre attention sur la différenciation à établir entre la neurasthénie vraie et l'état héréditaire ou constitutionnel de même nom.

L'étiologie, je vous l'ai dit, nous fournira une excellente base d'appréciation. Alors que l'état neurasthénique vrai a pris naissance sous l'influence de causes réelles auxquelles il vous sera le plus souvent facile de remonter, l'état dit héréditaire ou constitutionnel semble sortir ses effets spontanément, sans y être sollicité. Parfois il paraît avoir débuté d'une façon aiguë, mais en allant au fond des choses, vous constaterez qu'en réalité il a presque toujours existé, qu'il a pu s'exalter à un moment donné, mais qu'en somme ce n'est là, et rien de plus, que la manière d'être pour ainsi dire normale de l'individu. De ce fait, sa révélation a toujours été d'une façon générale singulièrement plus précoce que celle de l'état neurasthénique vrai qui frappe rarement les adolescents, par exemple ; qui ne se montre qu'à la période de l'existence où pèsent les responsabilités, où le sujet doit lutter contre les mille exigences de la vie journalière susceptibles de le conduire à l'épuisement nerveux. Au point de vue étiologique, vous constaterez encore que le neurasthénique constitutionnel est toujours un héréditaire au premier chef, parfois sous une forme similaire, alors que l'hérédité nerveuse fait beaucoup plus souvent défaut, ou au moins ne joue qu'un rôle accessoire, provocateur, chez les sujets de l'autre catégorie.

Dans la comparaison clinique des deux états, les différences qui les séparent sont aussi des plus évidentes, bien que leur symptomatologie semble prêter à confusion au premier abord. Elles éclatent surtout dans l'analyse de l'état mental. Le neurasthénique vrai, je vous l'ai dit, est un épuisé ; c'est un surmené qui a déchargé complètement sa pile et se trouve dans la nécessité de se refaire au moral comme au physique. Son état mental se ressent de cet épuisement ; le sujet est incapable d'un effort intellectuel, mais ses fonctions psychiques, tout affaissées qu'elles soient momentanément, ne sont pas perverties au sens propre du mot. Il ne présente jamais à un degré comparable ces obsessions, ces phobies qui caractérisent si nettement le neurasthénique constitutionnel; il peut être vertigineux, ce n'est jamais un agoraphobe. Le premier analyse nettement ses sensations, a conscience de son impuissance morale; le second les interprète d'une façon erronée, je dirais volontiers délirante. A la vérité, l'appréciation de ces différences vous apparaîtra parfois un peu délicate, mais j'estime qu'avec de l'application et un peu d'habitude vous arriverez vite à sortir des écueils qu'offre le diagnostic des états neurasthéniques entre eux.

Vous devrez faire tous vos efforts pour l'établir, car vous savez combien le pronostic est différent dans les deux cas.

Diagnostic avec les états mélancoliques et hypocondriaques. — Cette distinction établie, il vous semblera peut-être que la question de différencier les états neurasthéniques vrais et constitutionnels d'avec les affections nerveuses ou mieux psychiques qui les pourraient simuler devient chose facile. Il n'en est certes pas ainsi, et la meilleure preuve est que constamment vous aurez à réformer le diagnostic qui aura été porté de neurasthénie. Cela tient pour une grande part à ce que la neurasthénie ayant une symptomatologie très étendue, on emprunte son nom à tout propos pour masquer l'insuffisance d'un diagnostic qu'on n'a pas su ou voulu approfondir.

Mais il n'est pas moins certain que les difficultés sont souvent réelles en ce qui regarde surtout la différenciation des états héréditaires.

D'après ce que je vous ai dit, il a dû nettement vous apparaître qu'entre les états neurasthéniques qualifiés de constitutionnels et certaines affections d'ordre vésanique, les démarcations étaient bien peu tranchées. Elles le sont si peu que ces malades sont eux aussi de véritables vésaniques, dont les fonctions cérébrales se trouvent, sous une forme atténuée, perverties dans leur ensemble. C'est pourquoi vous aurez souvent bien de la peine à les différencier des états mélancoliques et hypocondriaques, avec lesquels ils offrent de nombreux points de contact. Dans ces derniers, toutefois, l'état mental est beaucoup plus profondément troublé ; même dans sa forme la plus mentale, passez-moi cette expression, le neurasthénique constitutionnel reste jusqu'à un certain point maître de sa pensée. Lorsqu'il est angoissé, son angoisse ne va jamais jusqu'au délire avec les conséquences qu'il comporte. L'expression symptomatique n'est jamais aussi accentuée surtout que dans la mélancolie anxieuse, par exemple ; il n'est pas moins vrai qu'elle rachète en ténacité ce qu'elle perd en acuité.

Pour ces diverses raisons, j'estime donc qu'il importe, même après avoir constaté les analogies qui les rapprochent, de différencier nosologiquement la neurasthénie constitutionnelle avec ses stigmates des divers états mélancoliques et hypocondriaques.

Toutefois, quelque intérêt qu'on puisse avoir à distinguer la neurasthénie constitutionnelle des états vésaniques qui la pourraient simuler, celui-ci me paraît beaucoup moins considérable que l'importance, j'y reviens, qui s'attache à la différenciation, dans les mêmes conditions, de la neurasthénie vraie. Vous n'oubliez pas, en effet, qu'à l'inverse de la neurasthénie constitutionnelle vous avez ici affaire à un état qui peut guérir radicalement, entièrement curable si les circonstances vous favorisent. Et cette curabilité peut dépendre de vos efforts, de la conviction où vous serez d'avoir fait un diagnostic d'où le pronostic découle tout naturellement.

Diagnostic de la neurasthénie vraie avec la paralysie générale. — Or, il est une affection en face de laquelle il vous arrivera bien souvent d'hésiter, je veux parler de la paralysie générale au début; et il est, je pense, inutile d'insister pour vous faire comprendre quel intérêt vous aurez à ne pas commettre une erreur.

Il vous semblera peut-être au premier abord que je m'exagère les difficultés de ce diagnostic, en pensant au tableau si particulier qu'offre la paralysie générale avec son délire mégalomaniaque et ses phénomènes objectifs. Je vous répondrai toutefois que l'erreur a été souvent commise, que la paralysie générale la plus légitime revêt parfois des formes cliniques d'une appréciation fort malaisée, et pour vous faire saisir ces difficultés bien connues de tous les auteurs qui ont envisagé ces questions de pathologie mentale, je désire vous rapporter, comme exemple, le cas suivant que j'ai observé.

Exemple clinique. — Il y a trois ans environ, j'étais consulté par un homme de soixante-trois ans, encore robuste, qui venait se plaindre d'une grande inaptitude au travail, s'accompagnant d'une douleur de tête rappelant la céphalée en casque de la neurasthénie.

Ancien employé de commerce, notre malade s'était, par son intelligence, créé une situation des plus considérables; travailleur acharné, il avait réussi à fonder un grand établissement industriel. Les affaires étaient prospères et il envisageait le jour prochain où, « débarrassé des banquiers », comme il disait dans son langage commercial, sa maison lui appartiendrait libre de toutes charges.

Désireux d'arriver le plus rapidement possible à ce but, il s'était surmené au moral et au physique, et il attribuait lui-même à ce surmenage l'état nerveux, fait surtout de dépression, dont il souffrait. Sa fille, qui l'accompagnait, personne très nerveuse, mais fort intelligente elle aussi, corroborait ses dires : le surmenage semblait bien la cause réelle de la maladie. La mémoire était parfaite, l'examen le plus minutieux ne révélait l'existence d'aucun stigmate objectif.

Dans ces conditions, je posai le diagnostic de neurasthénie vraie et je prescrivis une cure de repos et d'eau froide dans un établissement hydrothérapique éloigné de Paris, afin que le malade ne fût plus tenté de s'occuper de ses affaires, que son état nerveux l'avait forcé momentanément à abandonner. La prescription fut acceptée, et deux mois plus tard, après un voyage en Suisse qui avait suivi la cure hydrothérapique, le sujet revenait à Paris. Je le revis alors : la céphalée avait disparu, la gaieté était revenue, il se sentait tout autre, disait-il, et très désireux de se remettre à la besogne. Je l'autorisai à reprendre ses occupations, tout en l'engageant à ménager ses forces.

Je pensais que le rétablissement était complet; aussi ne fus-je pas médiocrement surpris lorsque, quelques semaines plus tard, c'est-à-dire environ cinq à six mois après le début des accidents nerveux que je croyais enrayés, je vis de nouveau sa fille entrer dans mon cabinet et me dire que la santé de son père lui inspirait les plus vives inquiétudes.

La gaieté que j'avais constatée et que j'estimais alors d'excellent augure s'était singulièrement exaltée, je dirai plus exactement, transformée. Pour fêter sa guérison, notre malade n'avait trouvé rien de mieux, quelques semaines après son retour, que de donner une grande fête à son personnel, accordant à tort et à travers des gratifications exagérées. Lui, si modéré jusqu'alors dans ses dépenses et dans les améliorations qu'il apportait à son établissement industriel, avait jugé bon de changer deux fois en quinze jours le système d'éclairage de ses magasins. De ce fait, il avait dépensé plus de 20.000 francs qu'il se trouvait dans l'impossibilité de payer, devant faire face à d'autres échéances, celles-là nécessaires. Il ne parlait, d'ailleurs, rien moins que de tout transformer ; sa maison était appelée à devenir la première du monde : en un mot, il était atteint du délire mégalomaniaque le mieux caractérisé.

Je demandai à revoir le malade qui, enchanté plus que jamais des soins que je lui avais donnés, ne fit aucune difficulté pour se rendre près de moi, et hélas! aussi pour m'exposer, sans que je l'y sollicitasse, les plans extravagants qu'il avait conçus et dont il poursuivait la réalisation. Le délire était des plus nets : un examen sommaire me convainquit bien vite qu'à ces troubles mentaux s'ajoutaient des signes physiques qui ne laissaient aucun doute sur la nature de l'affection que j'étais appelé à voir évoluer dans un sens plus convaincant encore. Les pupilles étaient devenues inégales, leur pouvoir accommodatif persistait, mais le réflexe lumineux avait disparu ; le réflexe patellaire droit était exagéré, le gauche presque aboli. Enfin, à l'occasion de l'émission de certains mots un peu longs et difficiles à prononcer, on pouvait surprendre des contractions fibrillaires de la langue et des lèvres qui en disaient long sur la nature des phénomènes observés : le diagnostic de paralysie générale devenait évident. Un an plus tard, le sujet succombait à la démence paralytique.

Mon premier diagnostic avait-il donc été erroné; ou bien la paralysie générale restant indéniable, celle-ci avait-elle succédé à un état neurasthénique?

En toute sincérité, la question ne me sembla pas douteuse un seul instant; je m'étais trompé, j'avais pris pour un neurasthénique un véritable paralytique général. Et j'ajoute, sans essayer de vouloir me disculper et sans revenir sur l'état que j'avais constaté lors de mon premier examen, que l'erreur dans laquelle j'étais tombé était alors, il me semble, bien difficile à éviter. Quel diagnostic porter en dehors de la neurasthénie, chez un homme manifestement surmené, sans perversions mentales, sans stigmates objectifs alors constatables? A la vérité, notre malade avait eu autrefois la syphilis, mais le rôle de cette infection est encore discutable au moins dans l'étiologie de la paralysie générale vraie; et, d'autre part, mon maître M. le professeur Fournier n'a-t-il pas montré la fréquence de ce qu'il a appelé la *neurasthénie parasyphilitique?*

J'estime donc qu'il est des cas, j'ajoute de nombreux cas, où vous pourrez vous tromper comme je l'ai fait moi-même et qu'il vous arrivera, à vous aussi, de vous trouver en présence de malades chez lesquels la période prodromique de la paralysie générale se traduira par la symptomatologie de l'état neurasthénique en apparence le plus légitime.

A la vérité, cette période prodromique n'est pas toujours très longue et l'évolution du mal pourrait vous éclairer, mais c'est au moment où l'on vous conduira le malade pour la première fois qu'on vous demandera de vous prononcer, et je puis vous affirmer que vous aurez parfois de grosses difficultés à surmonter pour ne pas commettre une erreur. Outre des considérations d'affection bien compréhensibles en l'espèce, il y aura peut-être, comme dans le cas que je viens de vous exposer, de gros intérêts à sauvegarder, et c'est le savoir et l'expérience qui devront dicter votre réponse.

Dans les cas que j'ai en vue et qui sont, je le répète, peut-être plus fréquents qu'on ne l'imagine communément, l'étude de l'état mental ne vous sera pas toujours d'un très grand secours, surtout si vous le comparez aux ressources que vous offriront les stigmates physiques. D'autant que chez certains sujets, les femmes en particulier, la paralysie générale au début se juge assez souvent par des phénomènes de dépression mélancolique ou hypocondriaque qui voisinent de bien près avec l'état mental des neurasthéniques. Vous vous attacherez donc à la comparaison des troubles, des stigmates objectifs que l'on observe dans l'une et l'autre de ces maladies. Or, je vous l'ai dit, ces stigmates objectifs sont très rares dans la neurasthénie.

Examinons d'abord l'état des pupilles. Chez les neurasthéniques, celles-ci sont souvent un peu dilatées d'une façon permanente, elles réagissent lentement à la lumière et à l'accommodation, ce qui produit l'asthénopie accommodative que je vous ai signalée; par contre, elles restent toujours égales, à moins d'anomalie physiologique.

Il n'en est plus de même dans la paralysie générale où très fréquemment elles sont inégales, ne réagissent plus à la lumière alors que le réflexe accommodatif demeure conservé. Plus souvent encore peut-être, restant inégales, ne réagissent-elles, ni à la lumière ni à l'accommodation, ainsi que je l'ai bien des fois observé.

Chez les neurasthéniques, les réflexes rotuliens sont conservés; dans certaines formes, ils sont même exagérés sans aller jamais, bien entendu, jusqu'à la trépidation spinale; dans tous les cas, ils sont semblables des deux côtés. Or, phénomène très important et insuffisamment signalé, très souvent, au début de la paralysie générale, on note que les réflexes sont de *valeur inégale* : le droit est aboli ou faible, alors que le gauche est conservé ou fort. Ou bien encore ils sont abolis des deux côtés, ou il y a de la trépidation épileptoïde, mais ces dernières modalités n'existent généralement qu'à une époque où le diagnostic n'a plus besoin d'être minutieusement contrôlé.

Quant au tremblement, on le constate dans les deux cas, mais en supposant qu'il soit pour les deux affections d'égale intensité, dans les membres supérieurs par exemple, vous observerez dans ces conditions qu'il est singulièrement plus marqué au niveau de la langue et des lèvres chez les paralytiques généraux que chez les neurasthéniques. Un neurasthénique peut avoir un tremblement très manifeste des mains, sa parole n'en reste pas moins nette et distincte, tandis qu'un paralytique général a dès lors des troubles de l'articulation des mots tout à fait caractéristiques. Le premier peut hésiter et chercher ses mots; le second les modifie dans leur composition.

En résumé, lorsque, vous trouvant en présence d'un cas douteux que l'étude de l'état mental ne saurait suffisamment éclairer, vous penserez que le diagnostic doive s'établir entre la neurasthénie et la paralysie générale, recherchez minutieusement s'il existe des signes physiques, et si vous en constatez de l'ordre de ceux que je viens de vous indiquer, faites pencher la balance du côté de la paralysie générale : vous aurez bien des chances de ne pas vous tromper.

Si ces stigmates font défaut, patientez quelque peu, ils ne tarderont pas à se révéler. S'il s'agit d'une affection organique du cerveau, de même l'état mental ne manquera pas à son tour de prendre une allure caractéristique. J'envisage, bien entendu, à propos de ces cas difficiles, la seule neurasthénie vraie, car dans l'hypothèse d'un état constitutionnel la durée de ce dernier aurait certainement été déjà assez longue au moment de votre examen pour que l'absence à cette époque des stigmates physiques vous eût permis d'éliminer, en vous basant sur l'évolution même, toute idée de paralysie générale.

Diagnostic avec l'hystérie. — Au courant de ces considérations consacrées au diagnostic positif et différentiel des états neurasthéniques, il vous a semblé étonnant peut-être que le mot d'hystérie n'ait même pas été prononcé. C'est volontairement que je me suis abstenu, car la question méritait d'être envisagée d'une façon toute spéciale.

En premier lieu, je vous surprendrai peut-être en disant que c'est avec les paroxysmes convulsifs de l'hystérie que les manifestations de la neurasthénie, en particulier de sa forme constitutionnelle, sont le plus souvent confondues. Je ne saurais mieux faire, à ce sujet, que de rapporter l'opinion que j'exprimais dans mon *Traité de l'hystérie* :

« Dans le monde extra-médical, écrivais-je, et même parmi certains médecins fort instruits, toute personne à tempérament plus ou moins bizarre est ordinairement qualifiée d'hystérique... Qu'il y ait des difficultés, des subtilités même d'analyse sur le terrain psychique, passe encore; mais lorsqu'il s'agit de l'attaque elle-même, d'une manifestation aussi objective, qui pourrait commettre une erreur? Or, il est toute une catégorie de sujets, fréquemment des femmes, qui nous sont généralement adressés comme *ayant des attaques d'hystérie*, alors que rien de tel n'existe en réalité.

« Il s'agit de ces malades que tout praticien a eu l'occasion d'observer, issus d'une souche névropathique, qui, jeunes filles, se tenaient un peu à l'écart de leurs compagnes; jeunes gens, avaient des tendances aux bizarreries de caractère, toujours dans le sens triste, pessimiste. Vers trente à quarante ans, rarement plus tôt, se développe chez eux un état mental tout particulier, qui n'est au fond que la fructification du terrain nerveux sur lequel ils évoluaient depuis leur adolescence. Ils présentent tous les signes de la neurasthénie, dont ils ont la céphalée, la douleur de la nuque ou des tempes, la plaque sacrée et les vertiges. Mais de plus, de temps en temps, sous l'influence des causes les plus futiles, spontanément, il se produit des sortes de paroxysmes, tous les mêmes ou à peu près dans leur forme symptomatique. Ce sont des angoisses, une sensation de douleur, partie de la région précordiale qui remonte jusqu'à la base du cou, s'accompagnant souvent de palpitations; le visage pâlit, la sueur perle aux tempes. Ces angoisses douloureuses ne restent pas limitées au domaine physique; nombre de malades qui les éprouvent ont en même temps de véritables phobies, des terreurs imaginaires; ils crient, pleurent, s'agitent, ont peur de tout et de rien. Et la *crise* se continue ainsi quelquefois pendant des heures, sous forme d'un véritable état de mal.

« Qu'on étudie bien ces malades : jamais pendant la crise ils n'ont d'hallucinations; jamais, pendant l'intervalle de deux paroxysmes, ils ne présentent de stigmates sensoriels ou sensitifs, à moins que l'hystérie ne soit venue s'*associer* à leur manifestation morbide.

« Car ce ne sont pas des attaques d'hystérie, ces crises qu'on prend si souvent pour telles, ce sont des *paroxysmes angoissants* qui accompagnent parfois la neurasthénie, en particulier cette forme que M. Charcot a qualifiée d'*héréditaire*, par opposition à la neurasthénie acquise, à la dépression, à l'épuisement nerveux par surmenage moral... Malgré l'opinion qu'on s'en est souvent faite, ce ne sont pas là des hystériques, et leurs paroxysmes angoissants n'ont rien de commun avec l'hystérie convulsive ou avec les variétés du paroxysme hystérique, sauf dans l'association hystéro-neurasthénique qui s'observe assez fréquemment chez l'homme adulte en particulier... Dans ce dernier cas, on sera souvent fort embarrassé pour démêler, au point de vue paroxystique, ce qui appartient en propre à l'un ou à l'autre de ces deux états. »

IV. — L'ASSOCIATION HYSTÉRO-NEURASTHÉNIQUE

C'est de cette association hystéro-neurasthénique dont je voudrais vous dire quelques mots, et si je le fais maintenant, c'est qu'elle mérite une place à part dans le cadre des états neurasthéniques.

Je vous ai déjà dit qu'on voyait souvent naître la neurasthénie vraie chez des sujets atteints d'affections chroniques du système nerveux, chez les paralytiques agitants et tout particulièrement chez les tabétiques, et cela pour des raisons sur lesquelles je n'ai pas besoin de revenir. Chez ces malades, l'affection originelle, provocatrice de la neurasthénie, garde son individualité; les phénomènes névropathiques sont surajoutés, et rien de plus. Dans le cas particulier qui nous occupe désormais, il n'en est plus ainsi; l'hystérie et la neurasthénie s'associent si bien l'une avec l'autre que Charcot, sans méconnaître l'individualité propre de chacun des deux facteurs, avait proposé — terme qui fut adopté — de dénommer le complexus ainsi formé *hystéro-neurasthénie.*

L'hystéro-neurasthénie mérite la place spéciale que je lui ai réservée au triple point de vue de l'étiologie, du pronostic et du traitement. Comme la neurasthénie vraie à laquelle elle appartient, elle naît le plus souvent, sinon toujours, sous l'influence d'une cause à laquelle il est facile de remonter. Ici les accidents neurasthéniques ne se développent pas secondairement, à l'instar de ce qui se passe chez les tabétiques anciens qui, par suite de leurs longues souffrances physiques et morales, tombent dans l'épuisement nerveux. Bien au contraire, il semble que d'emblée l'une et l'autre manifestation nerveuse sortent concurremment leurs effets, s'associent intimement chez le même sujet qui, jusqu'alors, paraissait avoir été indemne d'accidents névropathiques. Je dis paraissait, car il faut encore tenir compte des prédispositions héréditaires qui sont à la base de tous les accidents hystériques en particulier, mais on ne saurait ici leur faire jouer le rôle prépondérant qui leur est dévolu, par exemple chez les neurasthéniques constitutionnels.

L'hystéro-neurasthénie se produit rarement en dehors des chocs nerveux, s'accompagnant ou non d'un traumatisme physique, qui s'observent lors des grandes catastrophes : dans les accidents de chemins de fer, les incendies, les naufrages, les agressions à main armée, chaque fois, en un mot, que le moral et le physique sont subitement et très violemment impressionnés. Pour cette cause, elle est presque toujours qualifiée de *traumatique* avec juste raison. Il est même à noter que ce sont beaucoup plus souvent les hommes que les femmes qui, à la suite d'une même catastrophe, sont touchés par l'hystéro-neurasthénie, et cela pour des motifs qui se tirent particulièrement de leur condition sociale et dont nous donnerons l'interprétation. On remarque, en effet, qu'à l'inverse de ce qui se voit dans la neurasthénie vraie, à laquelle les professions dites libérales : ingénieurs, médecins, avocats, etc., paient le plus lourd tribut, ce sont surtout les ouvriers, les manœuvres qui deviennent les victimes de ce complexus symptomatique.

Notre intention n'est pas ici de tracer minutieusement le tableau clinique de l'hystéro-neurasthénie : il nous faudrait analyser un à un, puis réunir dans un tableau d'ensemble les stigmates mentaux et physiques de la neurasthénie vraie. On se reportera donc à la description que nous avons donnée de cette dernière, en y ajoutant les stigmates et les manifestations si variées de la névrose hystérique. A l'insomnie habituelle de la neurasthénie se joindront les rêves et les cauchemars des hystériques; la dépression intellectuelle s'associera avec l'impressionnabilité si particulière de la névrose qui, en plus des accidents objectifs passagers, paroxystiques ou permanents, tels que les paralysies ou les contractures, fournira les troubles sensitivo-sensoriels, les zones hyperesthésiques ou hystérogènes. Et le diagnostic, pour quiconque a déjà vu quelques-uns de ces malades, ne saurait longtemps hésiter. L'hystérie, dans ces cas, est toujours assez luxuriante pour être indéniable; la céphalalgie, les vertiges, la dépression morale et physique de la neurasthénie compléteront ce tableau qui n'est pas celui de l'hystérie lorsqu'elle évolue à l'état de pureté.

Je m'arrête ici dans cet exposé de l'état hystéro-neurasthénique; je vous en ai assez dit pour que vous puissiez le reconnaître en vous basant sur sa symptomatologie et aussi sur l'étiologie qui lui est propre. Quant au pronostic, je vous en parlerai en traitant de la thérapeutique, à laquelle il me paraît en partie au moins subordonné dans la majorité des cas. J'aurai l'occasion d'ailleurs, à ce moment, de compléter la description que je viens d'esquisser de ce complexus pathologique.

V. — TRAITEMENT DES ÉTATS NEURASTHÉNIQUES

Abordons maintenant l'étude du *traitement* des états neurasthéniques. Sur ce sujet, je vous assure, les auteurs se sont donné libre carrière. Mais je crois, pour ma part, que nombre d'entre eux ont fait fausse route, d'abord et surtout parce qu'ils n'ont pas su différencier largement la neurasthénie vraie des états constitutionnels, ensuite parce que trop souvent ils se sont laissé entraîner par des considérations purement dogmatiques ou doctrinales toujours nuisibles, je ne saurais trop le répéter, à la saine interprétation des faits et, partant, aux moyens thérapeutiques à mettre en œuvre.

Peut-on, en effet, espérer guérir ou modifier, de la même manière, en ne se basant que sur la symptomatologie en apparence identique dans les deux cas, des états d'essence aussi radicalement différente que l'épuisement nerveux vrai, état accidentel, et la neurasthénie constitutionnelle, qui fait pour ainsi dire partie intégrante de l'individu. La thérapeutique qui s'adresse aux divers symptômes : céphalalgie, vertiges, troubles gastriques, etc., pourra rester la même, mais elle risque fort d'être infructueuse contre l'état morbide lui-même, si elle ne vise pas plus haut, si elle ne remonte pas à la cause.

Avant que vous instituiez un traitement, il sera indispensable que vous sachiez à quelle forme neurasthénique vous aurez affaire, et cela ne se juge pas sur les seuls symptômes, mais bien sur la connaissance de leur mise en activité, de leur groupement et de leur évolution, que l'étiologie commande directement

La thérapeutique, quel que soit le cas, sera donc d'une part symptomatique, de l'autre curative proprement dite, la première s'appliquant indistinctement à tous les états neurasthéniques considérés suivant leurs symptômes, la seconde aux causes qui les ont fait naître. J'élimine en ce moment l'hystéro-neurasthénie, dont le traitement prête à des considérations toutes particulières.

Thérapeutique de la dépression et de l'éréthisme nerveux. — En premier lieu, il faut s'efforcer de relever la dépression physique dont souffrent les malades. Sous ce rapport, l'hydrothérapie doit entrer la première en ligne. La *douche froide* en jet brisé, de 8 à 10 secondes de durée, sur le tronc et les membres supérieurs, en épargnant la tête, à plein jet sur les membres inférieurs, en terminant par les pieds, est un des meilleurs toniques que nous possédions. Elle remonte presque toujours les forces, à condition d'être bien appliquée et de telle façon que la réaction qui doit en être l'aboutissant obligé puisse se produire. C'est dire que le sujet devra, avant et après l'aspersion froide, faire un exercice de quelques instants ; que s'il est obligé d'aller prendre sa douche en un endroit quelque peu éloigné de son domicile, il ne lui faudra jamais sortir à jeun, la douche, à l'inverse du bain chaud, pouvant être prise aussitôt après un repas, surtout si celui-ci a été peu copieux.

Chez les sujets à réaction faible, au début du traitement, on pourra commencer par la douche progressivement refroidie.

Au cas où l'absence d'une installation suffisante rendrait impossible l'administration de la douche, on remplacerait celle-ci par l'enveloppement avec un drap mouillé.

Un drap de dimensions suffisantes, demi-neuf, sera plongé dans un seau d'eau froide, puis tordu. Respectant la tête, on l'appliquera sur la face postérieure du corps, le sujet s'en enveloppant en avant, les pieds reposant sur un linge sec, afin d'éviter le froid du sol. Pendant une minute et demie environ, le malade sera vigoureusement essuyé et frotté avec un linge un peu rude et absorbant, une serviette-éponge par exemple.

Après la douche ou l'application du drap mouillé, le sujet devra faire une promenade à pas pressés d'une demi-heure à une heure, ou, si la saison est mauvaise et froide, se coucher dans un lit chaud, pour permettre à la réaction de se produire.

L'électricité statique mérite, elle aussi, de trouver sa place dans la cure de la dépression neurasthénique. Le bain statique sans étincelles, avec frictions à la boule sur les régions douloureuses, en particulier la colonne vertébrale (douleur de la nuque, plaque sacrée), d'une durée de huit à dix minutes, la machine étant à mi-course, nous a toujours donné les meilleurs résultats. Les séances auront lieu tous les deux jours, afin d'éviter l'excitation. Pour être efficace, ce mode de traitement devra être longtemps prolongé : il sera suspendu, puis repris, chaque période ne devant pas toutefois dépasser plus de douze à quinze séances.

Il est des neurasthéniques chez lesquels s'ajoute à la dépression physique un certain degré d'agitation, d'éréthisme nerveux. Ils supportent parfois assez mal l'eau froide, qui les excite au lieu de les tonifier. Chez ceux-là, vous vous trouverez bien de la balnéation tiède, bain à 35° d'une demi-heure de durée, répété trois fois la semaine, en vous souvenant que vos efforts devront néanmoins toujours tendre à faire tolérer la douche. Dans tous les cas, les bains sont de beaucoup préférables aux douches chaudes, qui n'ont aucun de leurs avantages et que je proscris d'ordinaire, sauf quand il s'agit, par des applications circonscrites, d'intervenir contre des douleurs localisées, la plaque sacrée en particulier.

La balnéation tiède étant déprimante par elle-même, faites ajouter à chaque bain, 2 kilogrammes de sel marin et aromatisez avec 150 grammes d'eau de Cologne ; le bain deviendra à la fois sédatif et tonique. Si le malade habite une ville maritime, prescrivez tous les deux jours un bain de mer chaud, en baignoire, de 20 minutes de durée ; son effet est en général excellent.

Dans le même ordre d'idées, si la saison ou l'époque où doit être traité le malade le permet, ordonnez un déplacement qui sera toujours un très bon adjuvant du traitement. Prescrivez-le surtout au moment de la convalescence, car, vous le savez, la neurasthénie est avant tout une affection psychique et vous ne devrez pas perdre de vue votre client jusqu'au jour où il se sera ressaisi pour ainsi dire, lorsque l'appui moral qu'il puise dans la confiance que vous avez su lui inspirer ne lui sera plus indispensable.

Les neurasthéniques qui peuvent tolérer l'eau froide et font bien la réaction tireront alors de grands bénéfices d'un séjour dans un établissement hydrothérapique ouvert, en bon air sans être trop vif, installé à mi-montagne, dans un pays riche en excursions où ils trouveront à distraire leur esprit préoccupé, à oublier leurs malaises.

Ceux qui auront été soumis à l'hydrothérapie chaude et tonique pourront se rendre dans une station thermale chlorurée sodique : Bagnères-de-Bigorre, Biarritz, Dax, Salies-de-Béarn, Salins, etc., suivant la saison et suivant aussi la façon dont se comportera la température régnante au moment du traitement.

A ce sujet, la question se pose souvent de savoir si les neurasthéniques peuvent se rendre au bord de la mer et y faire une cure. L'opinion généralement adoptée est que celle-ci leur est parfois inutile et fréquemment nuisible. Je ne suis pas de cet avis. J'ai bien des fois conseillé ou accepté pour des raisons personnelles exposées par certains malades un séjour à la mer, mais toujours à des conditions bien déterminées ; les neurasthéniques devront loger assez loin de la plage, dans un endroit abrité du vent, peu ou pas sortir le soir, si ce n'est dans les terres, ne jamais aller au flot et si possible et surtout prendre des bains de mer chauds en baignoire. Malheureusement les établissements publics de bains chauds salés sont rares, même sur les meilleures plages; il faudra donc songer à une installation particulière, assez facile d'ailleurs à réaliser.

Contre les phénomènes douloureux quels qu'ils soient, notamment la céphalalgie, contre l'agitation nerveuse, un remède s'impose, le *bromure de potassium*, que vous prescrirez surtout le soir, au moment du coucher, à la dose toujours suffisante de 2 à 3 grammes, dans une tasse de tilleul ou de lait sucré avec du sirop de fleurs d'oranger. A l'inverse de la conduite à suivre dans l'épilepsie, il est inutile de saturer les neurasthéniques de bromure ; vous savez que ce sont des déprimés, il est donc indispensable de ne pas exagérer leur état de dépression nerveuse. Il faut donner le bromure comme sédatif du système nerveux, et les petites doses longtemps prolongées sont à ce sujet de beaucoup préférables aux doses massives. Si l'insomnie est rebelle et fatigante, joignez au bromure quelques prises de sulfonal, un ou deux cachets de 50 centigrammes, 10 ou 15 gouttes de laudanum, 1 ou 2 grammes de chloral, mais soyez toujours modérés sur le chapitre des hypnotiques proprement dits : ils procurent un sommeil morbide, nullement réparateur, à l'inverse de la sédation que donne l'emploi prolongé du bromure. Si les douleurs de la nuque ou de la plaque sacrée étaient persistantes, prescrivez un badigeonnage de teinture d'iode de la racine des cheveux à la septième vertèbre cervicale ou proéminente, dans le premier cas ; au niveau de la région sacro-lombaire, dans le second. Qu'il soit fait de plusieurs couches de façon à ne le renouveler que tous les cinq ou six jours ; vous retirerez de grands bénéfices de ce mode de traitement externe contre les phénomènes douloureux localisés de la neurasthénie.

Régime des neurasthéniques. — Veillez surtout à l'alimentation. Les auteurs qui, guidés par des idées théoriques, ont voulu faire dépendre la neurasthénie d'un trouble gastrique, dilatation ou autre, ont porté tous leurs efforts du côté des fonctions digestives dont les perversions étaient, suivant eux, la cause de tout le mal. Je crois inutile de réfuter ces doctrines tombées aujourd'hui dans un juste oubli. Cependant, si vous devez rejeter la pratique qui consistait à bourrer le neurasthénique de naphtol et de salicylate de bismuth, sous le prétexte d'empêcher la formation et la résorption de toxines problématiques, il n'en reste pas moins que le bon fonctionnement de l'estomac et de l'intestin doit être l'objet, de votre part, d'une surveillance de tous les instants. La neurasthénie, à quelque espèce qu'elle appartienne, est une affection d'origine essentiellement psychique : on ne la guérit pas plus en s'attaquant uniquement à l'estomac qu'en enlevant, par exemple, les ovaires dans l'hystérie. Mais son action s'étend sur le ventricule comme sur les autres organes. Chez le neurasthénique, je vous l'ai dit, les fonctions gastriques sont languissantes, les digestions pénibles; il en est de même des fonctions intestinales. Il importe, au premier chef, de les rendre plus satisfaisantes, car le neurasthénique est un épuisé, et c'est en bonne partie à l'aide de l'alimentation et de l'absorption qu'il pourra redonner des forces à son système nerveux, à son organisme tout entier. Cela est si vrai qu'il est bien rare, je le répète, que l'alimentation ne calme pas au moins momentanément l'ensemble des phénomènes neurasthéniques. Mais il faut que cette alimentation soit bien ordonnée, car si le repas est un peu trop copieux ou peu digestible, le sujet ne peut faire les frais de sa digestion, et la lutte se traduit par les bouffées de chaleur au visage, les flatulences, les borborygmes, les mille malaises gastro-intestinaux bien connus des neurasthéniques. Or, il est à remarquer que ces malaises surviennent surtout après les deux grands repas du jour, alors que le petit déjeuner du matin est presque toujours bien toléré et partant profitable. D'où cette conclusion vérifiée depuis longtemps par l'expérience, que la base du régime à prescrire à ces malades doit être de « manger souvent et peu à la fois ».

Quels seront les principes de cette alimentation? Les théoriciens de la dilatation, ceux de l'hyperchlorhydrie aujourd'hui à la mode s'évertuent à composer des régimes tellement compliqués et désagréables que les malades les abandonnent le plus souvent au bout de quelques jours, sentant qu'ils n'en retirent aucun bénéfice appréciable. En réalité, à moins qu'il n'existe associée à l'état neurasthénique une véritable affection gastrique qu'il faudrait alors spécialement traiter, le régime à prescrire sera des plus simples. En présence d'un estomac qui digère difficilement et lentement, donner des aliments en petite quantité et de facile digestibilité; ne pas favoriser l'atonie à laquelle le récipient stomacal est prédisposé de par l'asthénie générale, en évitant de le surcharger de solides ou de liquides. Ce régime me paraît donc d'une façon générale devoir être formulé de la façon suivante, quel que soit le cas :

Le matin à huit heures, petit déjeuner composé d'un œuf à la coque, d'une croûte de pain bien cuit, d'une tasse de thé noir léger au lait à parties égales, d'une contenance de 125 à 150 grammes. On pourra alterner l'usage des œufs avec celui de la viande froide ou du jambon pris en quantité modérée.

Second déjeuner vers onze heures, pas plus tard. Ce repas pourra comprendre des viandes grillées, rôties ou braisées (250 grammes); du poisson ou des cervelles bouillies avec une sauce au beurre très légère; des légumes secs en purée passée au tamis (80 à 100 grammes), qui nous semblent être, par ordre de digestibilité, les purées passées de haricots, lentilles et pois cassés, les pommes de terre étant un peu plus lourdes, mais ne devant pas être rejetées ; du fromage blanc frais; des fruits cuits en compote, en particulier la marmelade de pommes passée; 150 grammes de pain bien cuit et un verre à un verre et demi d'eau légèrement rougie, ou mieux encore d'eau pure, compléteront ce menu qui, parmi les substances alimentaires dont nous avons fait choix, ne devra pas comprendre plus d'un plat de viande ou de poisson, une purée de légumes, un fruit cuit en compote ou un fromage frais.

Les sujets dont les sécrétions stomacales auraient de la tendance à l'acidité se trouveront bien de ne pas trop saler leurs aliments et de prendre, diluée dans un quart de verre d'eau, seulement trente à quarante minutes après le repas, une demi-cuillerée à une cuillerée à café de bicarbonate de soude. D'une façon générale, on proscrira l'usage du café, qui ne pourrait trouver un emploi très modéré que si la tension artérielle était habituellement faible; toutefois, il ne faut pas oublier que cette tension s'exalte facilement chez les neurasthéniques.

Cette exagération de la tension artérielle, l'un des principaux facteurs des bouffées de chaleur au visage qui suivent si souvent les repas, nous semble être souvent, au moins pour une part, sous la dépendance d'une absorption exagérée de liquides. De ce fait, cette absorption trop considérable nous paraît beaucoup plus nuisible qu'en ce qu'elle serait susceptible de produire ou d'exagérer une dilatation de l'estomac souvent problématique.

Autant que possible, le repas devra être suivi d'une promenade à pied d'une demi-heure à trois quarts d'heure de durée, qui évite ou diminue d'ordinaire les bouffées congestives. Si celle-ci ne pouvait avoir lieu, il conviendrait que le sujet s'étendît pendant le même laps de temps sur une chaise longue, le buste suffisamment relevé et incliné légèrement à droite pour éviter la stagnation des aliments et des liquides dans l'estomac. En aucun cas, pendant cette période, le malade ne devra se livrer à des occupations intellectuelles astreignantes ou à des discussions animées.

Le repas de onze heures devra être le repas fondamental, le plus copieux, les autres lui étant subordonnés par rapport à la quantité des aliments ingérés.

Vers quatre heures, le neurasthénique fera un goûter qui se composera de biscuits secs, légers, ou, de préférence, d'une tranche de pain de Savoie sec. Les gâteaux compacts, dits anglais, devront être rejetés. Il y ajoutera un pot de crème au lait et aux œufs (80 grammes), ou même quantité de fruits cuits en compote ou d'une purée passée de pruneaux cuits à l'eau s'il existe une habituelle constipation, le tout arrosé comme le matin d'une tasse de thé au lait.

Le repas de sept heures sera calqué sur celui de onze heures, mais moins copieux : un potage au lait ou un consommé aux œufs, une tranche de rôti, un fromage frais ou un fruit cuit. On se trouvera bien de prendre de temps en temps, un quart d'heure avant le dîner, en guise d'apéritif, une tasse à café de bouillon tiède bien dégraissé qui fournira des peptogènes aux glandes de l'estomac.

Vous le voyez, l'alimentation à prescrire aux neurasthéniques n'a, en résumé, rien de très spécial : elle consiste à fournir à leur estomac, en petites quantités assez souvent répétées, des aliments d'une facile assimilation, susceptibles de laisser peu de déchets qui pourraient fatiguer l'intestin.

Les aliments devront être mâchés lentement, de façon à arriver très divisés dans l'estomac, pour offrir une grande surface à l'action du suc gastrique chargé de les digérer et, plus tard, aux sucs intestinaux qui en permettent l'absorption.

Une alimentation bien conduite est de telle importance chez les neurasthéniques qu'elle est pour ainsi dire, par elle-même, curatrice de certaines manifestations. Beaucoup de ces malades se réveillent vers deux ou trois heures du matin; ils ne peuvent se rendormir, tourmentés qu'ils sont par des tiraillements au creux de l'estomac, auxquels viennent s'ajouter parfois des flatulences et des borborygmes intestinaux. Il est rare que l'absorption d'une crème légère et d'un ou deux biscuits ne calme pas rapidement ces symptômes et ne ramène presque aussitôt le sommeil. Le neurasthénique, je le répète, a besoin de s'alimenter souvent et peu à la fois, même pendant la nuit.

Vous vous étonnerez peut-être de voir le lait entrer pour une aussi faible part (250 à 500 grammes par jour, thé au lait, crèmes ou potages) dans le régime dont je viens de vous exposer l'ordonnance. C'est que des quantités plus considérables sont généralement mal tolérées. A la dose quotidienne d'un à deux litres, par exemple, le lait pur pris en boisson m'a presque toujours paru favoriser les fermentations intestinales et les sécrétions acides de l'estomac chez les neurasthéniques.

Quant au vin, son usage doit être des plus restreints, et j'estime, pour ma part, que le régime de l'eau claire, additionnée ou non de quelques cuillerées de vin blanc ou rouge, ou mieux d'eau-de-vie qui subit moins facilement la fermentation acétique, est encore celui qui convient le mieux à l'estomac de ces malades.

Au fond, le régime est des plus simples, et de ce fait il est très facilement accepté. Vous ne prescririez un régime très spécial que s'il existait des complications gastriques à proprement parler, en vous basant sur la nature des phénomènes observés et sur l'analyse du suc stomacal. Vous agiriez encore de même en présence d'une entérite muco-membraneuse, dont les manifestations si tenaces font toujours, d'ailleurs, le désespoir de la thérapeutique.

En dehors d'un régime particulier, il ne vous sera pas défendu, toutefois, d'exciter l'appétit, si souvent languissant, en prescrivant dans une tasse à café de thé de quinquina, préparation que je vous recommande, un quart d'heure avant les deux principaux repas, quelques gouttes d'une teinture stimulante. Enfin, pour favoriser la digestion, vous ordonnerez, s'il est nécessaire, une cuillerée à soupe d'élixir de pepsine auquel vous ajouterez du phosphate de soude, substance qui passe pour avoir des propriétés reconstituantes au point de vue nerveux. En cas de débilité générale, l'arséniate de soude, associé à cette préparation, sera un bon adjuvant de la cure.

Après cet exposé, et toute question de régime alimentaire mise à part, je crois bien en avoir fini avec la thérapeutique proprement dite des états neurasthéniques. Le bromure de potassium, quelques toniques (citrate de fer, phosphate et arséniate de soude) en feront tous les frais, ajoutés à l'hydrothérapie froide ou aux bains tièdes et salés. Elle vous paraîtra peut-être un peu restreinte, et pourtant j'aimerais mieux que vous vous limitiez au régime diététique que de vous livrer à des écarts, à des exagérations qui seront toujours nuisibles, car il n'est peut-être pas de sujets qui supportent plus mal les médicaments que les neurasthéniques. Et, par contre, vu la symptomatologie si étendue de leur mal, il n'en est peut-être pas aussi qui en soient plus journellement abreuvés, et cela contre toute raison. L'ingestion des médicaments proprement dits ne va jamais sans troubler dans une certaine mesure les fonctions de digestion et d'absorption, et je vous ai dit combien il importait que celles-ci fussent respectées. C'est probablement dans ce but que les injections sous-cutanées médicamenteuses sont actuellement en faveur ; je ne saurais, toutefois, vous mettre trop en garde contre leur exagération.

Il va sans dire qu'à ces prescriptions vous joindrez les conseils d'une *hygiène* bien comprise. Les exercices violents ou trop longtemps prolongés devront être proscrits ; mais de ce côté vous n'éprouverez guère de difficultés, car les neurasthéniques ne demandent le plus souvent qu'à ne pas sortir, à rester confinés à la chambre. Une promenade à pied assez longue s'impose, je vous l'ai dit, après le repas de onze heures ; l'habitude de quelques sports, escrime, chasse, équitation, est des meilleures. Mais toujours la fatigue devra être évitée ; aussi bien, je le répète, il n'est guère à craindre que vos malades la provoquent de propos délibéré. Les excursions, les voyages vous seront aussi d'un puissant secours, surtout au moment où se dessine la convalescence. Ces déplacements ont surtout un côté moral de premier ordre dont vous saisirez bientôt l'importance ; ils éloignent, je vous l'ai dit, le sujet des causes génératrices de la neurasthénie vraie en particulier, et font une heureuse diversion aux préoccupations que ces malades puisent dans le milieu, dans l'entourage habituels.

La thérapeutique proprement dite ne joue donc, vous le voyez, qu'un rôle très effacé dans la cure de la neurasthénie. A maladie psychique, et la neurasthénie n'est rien autre, il faut un traitement psychique, et bien souvent vous verrez, par exemple, sans intervention directe, l'état gastrique s'améliorer lui aussi, à mesure que l'état mental redeviendra meilleur.

Thérapeutique morale. — Mais si la cure médicamenteuse et diététique reste la même pour tous les états neurasthéniques, il ne saurait en être ainsi, vous le comprenez, de la *thérapeutique morale* proprement dite à opposer aux diverses catégories qui divisent ces états : la neurasthénie vraie, la neurasthénie héréditaire ou constitutionnelle, voire la forme spéciale hystéro-neurasthénique.

En vous rappelant les différences fondamentales de nature et d'évolution qui existent entre la neurasthénie vraie et l'état constitutionnel, il est clair que vous n'interviendrez pas de la même façon dans l'une et l'autre de ces déterminations morbides.

En présence d'un sujet atteint de neurasthénie vraie, d'épuisement nerveux manifeste, vous devrez, avant toute pensée de thérapeutique médicamenteuse, vous efforcer de remonter aux sources du mal, d'en préciser nettement les causes, et alors mettre tout en œuvre pour faire disparaître ces dernières ou au moins empêcher leur permanence et éviter leur retour agressif.

Mon premier soin, lorsque je fus consulté par ce négociant dont je vous ai rapporté l'histoire, fut de l'éloigner de la maison de commerce, des affaires dont les soucis et les tracas avaient nettement provoqué l'explosion des accidents nerveux. De même, il me fallut sortir de son atelier ce jeune peintre qui s'était épuisé dans la composition d'un tableau. Il faut toujours, si possible, par l'éloignement des causes, du milieu provocateur de la neurasthénie, creuser un fossé moral — passez-moi cette expression — où le sujet enterrera les ennuis et les préoccupations qui ont déterminé l'apparition de sa maladie. Un séjour dans un établissement hydrothérapique heureusement situé, un voyage avec une personne sûre et de commerce agréable sont des plus profitables. Je conseille volontiers, dans ces cas, un déplacement à l'étranger ou dans une des colonies françaises de la Méditerranée. Une fois bien éloigné du lieu de ses affaires et partant de ses préoccupations, le malade a peu de tendance à interrompre sa cure, il ne songe plus qu'à se guérir. En outre, plus qu'en France où les mœurs et les coutumes sont partout les mêmes, son attention se trouve presque forcément attirée par la variété, par la diversité de spectacles qui lui sont peu familiers. Son œil, sa pensée s'y accrochent et s'y divertissent, et lorsqu'un neurasthénique prend plaisir aux choses qui l'entourent, il est bien près d'être guéri.

Mais, vous le comprenez sans que j'aie besoin d'y insister, il n'est pas toujours facile à un ingénieur, à un médecin ou à un employé d'une grande administration de quitter ses compas, ses malades ou ses calculs. La préoccupation du lendemain, la crainte de perdre une situation laborieusement conquise, seront là comme autant d'obstacles parfois insurmontables à la réalisation de vos prescriptions. Il est nécessaire cependant que vous soyez obéi ; vous devrez parler haut et ferme, faire comprendre que le sacrifice est nécessaire, que la guérison en sera la récompense presque certaine. Presque toujours, en agissant ainsi, vous triompherez d'hésitations qui ne sauraient être trop longues sans tout compromettre, et le succès viendra couronner vos efforts. Sachez inspirer confiance par votre attitude, et vous réussirez où d'autres auront échoué.

Par contre, votre tâche sera singulièrement plus ardue chez les neurasthéniques constitutionnels, où le système nerveux congénitalement touché n'offre que peu de ressources réactionnelles dans un sens favorable à la guérison. Là encore parfois cette thérapeutique morale, fondée sur les bases que je viens de vous exposer, jointe au régime approprié, pourra vous donner des résultats appréciables, mais il est fort à craindre que les accalmies ainsi obtenues ne soient que passagères. Vous pourrez soutenir un instant vos malades en les tonifiant au physique, en remontant quelque temps leur moral toujours affaissé, mais plus souvent encore vos efforts seront vains, au moins en partie inutiles, car il n'est pas en votre pouvoir de régénérer, de reconstituer un état mental congénitalement faible et déprimé, lorsqu'il n'est pas perverti. C'est pour cela que ces sujets restent toujours des invalides au moral, sinon au physique. Ce sont des chroniques d'emblée pour ainsi dire, avec des hauts et des bas, qui peuplent les cabinets des médecins, parfois améliorés sous l'influence d'une médication nouvelle, mais jamais radicalement guéris.

VI. — TRAITEMENT DE L'ASSOCIATION HYSTÉRO-NEURASTHÉNIQUES

Enfin, en dernier lieu, je crois de bonne pratique de vous donner quelques conseils au sujet de la thérapeutique à opposer à l'hystéro-neurasthénie. J'en profiterai pour compléter l'histoire clinique de cette forme morbide, et si j'ai tardé jusque-là à le faire, c'est que, vous allez en juger, les considérations dans lesquelles je vais entrer avaient leur place tout indiquée au chapitre du traitement.

Je vous ai dit que presque toujours cet état était consécutif à un choc, à un traumatisme intéressant le plus souvent à la fois le physique et le moral. Voyons comment évoluent les phénomènes nerveux qui se développent alors.

Lors d'une collision de chemin de fer, par exemple, il se produit chez les personnes enfermées dans un même wagon des traumatismes de siège et d'intensité variés. D'une façon générale, ce n'est pas immédiatement que se montrent les phénomènes nerveux ; entre la collision et leur apparition s'interpose souvent une période intermédiaire, dite par Charcot de *méditation*, pendant laquelle il se fait chez le traumatisé une sorte de révolution morale, de bouleversement qui se traduit bientôt par l'ensemble physique et psychique de l'hystéro-neurasthénie.

Les plaies, si même il s'en était produit, sont depuis longtemps cicatrisées lorsque le sujet, chauffeur ou mécanicien, je suppose, constate, quand il veut reprendre son service, que tout travail, toute application lui sont devenus impossibles. Son sommeil est agité, il est peuplé de rêves pendant lesquels la collision à laquelle il a assisté se représente à son esprit sous les couleurs les plus tristes. A l'état de veille, son caractère s'assombrit ; il est en proie à la céphalalgie, aux vertiges, et s'il ne survient pas quelque accident hystérique accentué : paralysies, contractures, crises convulsives, etc., l'examen attentif révélera presque dans tous les cas, avec les stigmates psychiques qui ne font jamais défaut, la présence d'anesthésies variées sensitives ou sensorielles, d'un rétrécissement du champ visuel, d'une diminution considérable des forces.

Aussi, après des essais infructueux, est-il souvent nécessaire à ces sujets de quitter à nouveau leur travail, de solliciter des compagnies ou des sociétés industrielles qui les employaient un congé, une interruption dans les fonctions qu'ils ne sont plus aptes à remplir. Cet état d'inaction bien plus que de repos leur est rarement favorable, pour des raisons qui se tirent surtout de leur état mental habituel. Ces ouvriers, accoutumés depuis leur adolescence aux occupations physiques, ne savent plus à quoi occuper leurs loisirs, et si, dans l'oisiveté, leur cerveau travaille, c'est dans la crainte, *légitime* d'ailleurs, de se voir privés de la place qui leur assurait, par un travail qu'ils se sentent désormais incapables d'effectuer, le pain de tous les jours.

Il est curieux, en effet, de remarquer que ce sont surtout les ouvriers, les manœuvres, les gens vivants pour ainsi dire au jour le jour de leur labeur, qui deviennent la proie de l'hystéro-neurasthénie.

A la vérité, les chauffeurs, mécaniciens, employés de chemins de fer, ouvriers des usines ou autres, sont plus exposés que quiconque aux causes provocatrices que nous avons indiquées. Mais il n'est pas moins aussi d'observation constante qu'à la suite d'une collision de chemin de fer, par exemple, l'hystéro-neurasthénie affectera presque uniquement les hommes à l'exclusion des femmes, et que, parmi ceux-ci, les individus de la classe ouvrière seront bien plus souvent touchés par la névrose que les voyageurs d'une catégorie sociale plus élevée. Et cela, nous l'avons dit, pour des raisons qui se tirent principalement des préoccupations qui naissent de l'impossibilité dans laquelle ceux-ci se sentent de reprendre les occupations qui étaient leur seul moyen d'existence. Leur état nerveux s'en aggrave de plus en plus, d'autant qu'à ces préoccupations s'ajoutent fréquemment des questions d'intérêt presque toujours litigieuses.

En effet, s'il est facile d'apprécier la gravité d'une fracture et l'incapacité de travail qui peut en résulter, il n'en va pas de même, on le comprend, lorsqu'il s'agit des phénomènes presque purement psychiques consécutifs au choc, puisque les stigmates somatiques sont parfois peu apparents et peuvent avoir disparu au moment de l'examen, si tant est qu'ils aient existé.

A ce point de vue particulier, certainement parmi les traumatisés on peut rencontrer des individus qui exagèrent leurs souffrances dans l'espoir d'obtenir une plus forte indemnité. Mais faut-il donc considérer comme un simulateur, tendance à laquelle obéissent encore beaucoup trop de médecins, ce chauffeur qui, bon ouvrier jusqu'au jour où il a été tamponné, se dit désormais dans l'impossibilité, par suite des phénomènes de l'hystéro-neurasthénie dont il souffre depuis son accident, de conduire sa machine, renonçant ainsi au travail qui était son gagne-pain?

A la rigueur encore, on peut comprendre que l'employé d'une compagnie de chemin de fer, sentant la responsabilité de celle-ci engagée, cherche à exploiter, ne serait-ce qu'en amplifiant son mal, l'action du traumatisme qu'il accuse de l'avoir rendu incapable de travailler. Mais que penser de cet ouvrier ciseleur gagnant 15 francs par jour, de ce garçon de café depuis dix ans dans la même maison dont je pourrais vous rapporter les observations, qui furent attaqués et blessés par des vagabonds, et que j'ai vus pendant des années traîner d'hôpital en hospice l'existence lamentable des hystéro-neurasthéniques mâles, alors que leurs blessures n'avaient pas mis quinze jours à se cicatriser? Incontestablement ceux-là ne pouvaient songer à « exploiter la situation », puisqu'ils ignoraient même le nom de leurs agresseurs. Et je pourrais analyser devant vous plusieurs autres faits du même genre que j'ai eu l'occasion d'observer.

VII. — CONSIDÉRATIONS MÉDICO-LÉGALES

Mais je n'irai pas plus loin dans cet ordre d'idées, ne voulant pas discuter les *questions médico-légales* que soulèvent de semblables cas au point de vue, par exemple, des responsabilités qu'entraînent pour les compagnies de chemins de fer ou autres sociétés industrielles les traumatismes ou accidents provocateurs de ces manifestations physiques et psychiques. Cela me conduirait beaucoup trop loin, car il y aurait trop de cas particuliers à étudier.

Ce que je désire surtout, c'est envisager l'hystéro-neurasthénie au seul point de vue de la thérapeutique pratique à lui opposer, et pour cela il me faut prendre encore des espèces.

Continuons à considérer le cas de ce chauffeur qui a été tamponné, de cet ouvrier tombé d'un échafaudage qui s'est rompu sous ses pieds, auxquels la compagnie ou l'entrepreneur doivent les soins médicaux nécessaires pour les remettre en état de reprendre leur travail.

Le diagnostic d'hystéro-neurasthénie une fois bien établi — car il peut s'agir de toute autre détermination morbide — sans oublier de mettre en œuvre le traitement physique contre certaines manifestations localisées, c'est surtout à l'élément psychique qu'il faudra s'adresser.

Dans l'hypothèse d'une collision de chemin de fer, on devra bien se garder de faire reprendre de longtemps à un mécanicien, par exemple, les fonctions au cours desquelles il a été traumatisé :

elles lui rappelleraient avec trop d'intensité l'accident dont il a été victime; agir ainsi, ce serait aggraver son mal. Pour de tels sujets, qui ne sont pas rares, les compagnies de chemins de fer devront avoir à leur disposition, créeront s'il est nécessaire, des postes d'attente, pour ainsi dire, des emplois peu fatigants ne nécessitant ni un grand travail physique ni de gros efforts intellectuels. Les ouvriers y seront placés le plus tôt possible après l'accident : mieux vaut cela que de les laisser dans l'oisiveté pour les raisons que je vous ai indiquées. De cette façon, l'équilibre mental se rétablira, et au bout d'une période de temps, qu'on s'efforcera de ne pas trop laisser raccourcir parles compagnies intéressées, le traumatisé pourra reprendre ses anciennes fonctions, dans lesquelles ses forces ne le trahiront plus.

Pour vous prouver combien cette méthode de traitement del'hystéro-neurasthénie traumatique peut être efficace dans certains cas où les circonstances en favorisent l'application, laissez-moi vous rapporter l'histoire suivante. Au mois d'avril 1894, je reçus la visite, à l'hôpital Cochin, où je remplaçais alors le regretté Dujardin-Beaumetz, la visite d'un de mes confrères et amis attaché au service de la Préfecture de police. Il venait me demander de recevoir dans le service un agent qui, deux mois auparavant, avait fait, au cours d'une rixe, une chute grave dans un escalier. La région lombaire ayant violemment porté sur la dernière marche, le sujet s'était relevé péniblement, souffrant beaucoup localement, marchant à peine. De retour chez lui, il avait dû s'aliter et lorsque, quelques jours plus tard, il voulut se lever et reprendre son service, il constata avec regret que ses membres inférieurs avaient peine à le porter. Dans ces conditions, il sollicita du médecin qui le soignait un congé temporaire avec solde qui, à plusieurs reprises, dut être renouvelé. Malgré l'institution d'un traitement fort rationnel consistant en toniques et bromure, en frictions sur la colonne vertébrale et les membres inférieurs, l'état resta stationnaire. Au bout de deux mois, le malade était à peine capable de faire quelques pas dans sa chambre. Marié et père de famille, son état mental s'était affecté; il avait considérablement maigri, ne dormait plus, et passait son temps à gémir sur sa malheureuse situation.

Mon confrère ne me cachait pas qu'il désespérait de rétablir son malade; que s'il avait cru pendant les premiers temps qu'il s'agissait d'une simple contusion lombaire avec commotion de la moelle, il craignait désormais que celle-ci n'eût été directement atteinte. Il avait dû, pour se conformer aux règlements, faire comprendre au blessé que si cet état persistait encore, il devrait le proposer pour une retraite proportionnelle que son temps de service relativement court rendait tout à fait insuffisante pour lui assurer le pain quotidien.

Je reçus le malade et l'examen que je pratiquai ne tarda pas à me convaincre que les craintes manifestées par mon confrère au sujet d'une lésion incurable n'étaient pas complètement justifiées. Les jambes à la vérité étaient molles, faibles, mais il n'y avait ni atrophie musculaire proprement dite, sauf de l'amaigrissement par inaction, ni troubles des sphincters. Par contre, on notait de gros troubles de sensibilité : l'anesthésie sous toutes ses formes existait sur toute l'étendue des deux jambes, mais elle s'arrêtait, par une ligne circulaire nettement coupée, au niveau de l'extrémité inférieure des cuisses, à trois travers de doigt au-dessus des genoux. L'examen du champ visuel révélant un rétrécissement concentrique avec dyschromatopsie confirmait immédiatement le diagnostic d'une paralysie incomplète des membres inférieurs d'origine hystérique, consécutive au traumatisme dont j'ai déjà parlé.

Le malade souffrait, en outre, d'une céphalalgie bi-frontale gravative, de vertiges, de difficultés de la digestion et d'une insomnie rebelle; il était, je vous l'ai dit, triste, abattu et se plaignait sans cesse de sa misérable situation.

J'instituai immédiatement un traitement énergique : hydrothérapie froide, électricité statique générale, électricité faradique localisée aux régions anesthésiques, toniques, bromure pour la nuit. Je n'obtins aucun résultat appréciable, l'état resta stationnaire.

Les choses en étaient là, lorsqu'un matin je rencontrai mon confrère dans la salle, au cours d'une des visites qu'il faisait à son administré. Je le priai de m'accompagner dans mon cabinet et lui dis : « Vous savez que mon opinion très sincère est que votre homme n'a pas de lésions de la moelle ou de ses enveloppes, que c'est un hystéro-neurasthénique traumatisé; je n'ai pas encore perdu tout espoir de le guérir, car en somme il n'a rien d'organique, ne le réformez donc pas encore et laissez-moi quelque répit; ne prenez pas une résolution définitive... Et tenez, voulez-vous que nous tentions ensemble un dernier effort. Je vais le faire venir. Vous lui direz que le préfet de police, en considération de ses bons services et de son intéressante situation de famille, a changé d'avis sur votre conseil et le mien, qu'il n'est plus question de réforme. Vous ne lui laisserez pas ignorer que vous avez sur le préfet quelque influence, qu'il est votre parent — ce qui était la vérité — et qu'il est bien décidé, si la moindre amélioration se produit, à le pourvoir d'un poste sédentaire, où il n'aura presque rien à faire et où il restera jusqu'à son complet rétablissement. De mon côté, je lui affirmerai à nouveau qu'il peut guérir, j'espère qu'il prendra confiance; il sait que vous êtes écouté en haut lieu, puisque vous portez le même nom que son chef hiérarchique. Mais faisons mieux : apportez-moi demain sa nomination toute signée d'agent résidant dans un commissariat. Vous lui assurerez qu'il pourra en prendre à son aise dans ses nouvelles fonctions et sera libre de venir trois fois la semaine à l'hôpital recevoir la douche et se soumettre à l'électricité. »

Le lendemain mon confrère revenait avec la nomination signée du préfet de police : elle fut remise au malade lui-même, qui l'accepta avec joie sur l'assurance renouvelée de ma part qu'il devait guérir et qu'il ne tarderait pas, en reprenant courage, à pouvoir bientôt sortir de l'hôpital.

Les choses se passèrent comme je l'avais pensé : à partir de ce jour, un mieux sensible se déclara : le caractère se modifia favorablement, la céphalalgie diminua, l'appétit se fit meilleur, l'anesthésie des membres inférieurs tendit à s'atténuer. Au bout de quinze jours, la marche fut plus facile. Il sortit, passa quelques jours dans sa famille et put se rendre à son nouvel emploi, sans cesser de venir recevoir nos soins. Au bout de deux mois, il était complètement guéri et de lui-même demandait à reprendre le poste actif qu'il occupait avant son accident. Je l'engageai à attendre encore quelque peu, mais au lendemain d'une gratification et d'une récompense honorifique que lui avait values sa belle conduite, il rentra dans le rang d'où il n'est pas sorti. Je l'ai revu plusieurs fois depuis et la guérison ne s'est pas démentie un seul instant, guérison dont, vous le voyez, la thérapeutique psychique avait fait presque tous les frais.

Mais l'application d'une pareille méthode de traitement n'est pas, vous en conviendrez, toujours des plus faciles, à la portée de tous les médecins. Une série de circonstances exceptionnelles m'avait permis de l'appliquer avec fruit. En sera-t-il toujours ainsi ? J'en doute fort, mais je devais vous la faire connaître, et, la connaissant, il vous sera permis d'y penser et de vous en servir.

Toutefois quelles difficultés n'aurez-vous pas à vaincre lorsque le traumatisé n'appartiendra ni à une compagnie, ni à une grande administration ayant son personnel habitué à de semblables cas, d'une appréciation d'ailleurs toujours assez malaisée ; lorsqu'il s'agira, par exemple, de simples voyageurs ou de passants blessés sur la voie publique, par la faute de particuliers responsables ou d'une société d'entreprises industrielles.

C'est alors surtout que naîtront ces procès, ces expertises dont l'exposé remplit les ouvrages de MM. Vibert, Blum, Fabre, etc., qui, du reste, ont beaucoup plus envisagé le côté médico-légal de la question que la thérapeutique à opposer à l'hystéro-traumatisme.

L'action du médecin traitant se trouvera alors singulièrement entravée par les préoccupations morales qu'on devrait pouvoir éviter à tout prix à ces sujets et qui prennent leur source dans des débats judiciaires fréquemment interminables. Même si le malade a gain de cause, il arrive le plus souvent à la fin du procès à bout de forces, incapable de se ressaisir, et l'hystéro-neurasthénie a beau jeu pour évoluer désormais avec tout son luxe de symptômes sur un terrain ainsi préparé.

Le rôle du médecin serait de s'employer à éviter ces débats, à faire trancher le plus rapidement possible les questions en litige, à éloigner en un mot les préoccupations morales qui en naissent et qui rendent ses efforts thérapeutiques impuissants. Toutefois, les limites dans lesquelles son intervention peut s'exercer, en présence d'intérêts aussi contradictoires, sont bien difficiles à tracer. Cette intervention elle-même est soumise pour chaque cas à des conditions si diverses que je dois encore une fois me borner à ces considérations d'un ordre tout à fait général.

Mais où la thérapeutique perd complètement ses droits, c'est chez les petits employés, les manœuvres, les ouvriers victimes d'accidents, d'agressions qui, mis au moins temporairement dans l'impossibilité de gagner leur vie, n'ont rien à attendre des fauteurs du traumatisme, vu qu'ils n'ont été embauchés pour certains travaux qu'à leurs risques et périls ou qu'ils ignorent même le nom de leurs agresseurs.

Une fois touchés par l'hystéro-neurasthénie, ces malheureux viennent échouer à l'hôpital où, si nous disposons de procédés thérapeutiques s'adressant au physique, les moyens d'action sur le moral nous font, vous le comprenez, presque complètement défaut, au moins dans de semblables cas. Tombés dans une profonde déchéance, incapables d'un travail soutenu, ils errent de service en service. Ils font désormais partie de ces déclassés des grandes villes, de ces vagabonds chez lesquels, si on voulait les chercher, on trouverait bien souvent, ainsi que je vous l'ai dit, les stigmates mentaux et somatiques de l'hystéro-neurasthénie sous sa forme la plus incurable.

TABLE DES MATIÈRES

PARIS. — IMPRIMERIE F. LEVÉ, 17, RUE CASSETTE.

www.ingramcontent.com/pod-product-compliance
Ingram Content Group UK Ltd.
Pitfield, Milton Keynes, MK11 3LW, UK
UKHW012052240726
13965UKWH00003B/1234